O FIM da DOR

O revolucionário método mente-corpo para acabar com as dores e alergias

O FIM da DOR

O revolucionário método mente-corpo para acabar com as dores e alergias

Dr. JOHN E. SARNO

Tradução
MARTHA ARGEL
Bióloga graduada pela USP, doutora em Ecologia pela Unicamp e autora de inúmeras obras, como romances, coletâneas de contos, publicações de divulgação científica e livros didáticos.

Copyright © 1998 by John E. Sarno, M.D.

Publicado originalmente em 1998, nos EUA, por Warner Books, Inc.

Copyright da tradução e desta edição © 2024 by Edipro Edições Profissionais Ltda.

Título original: *The Mindbody Prescription*: *Healing the Body, Healing The Pain*.

Todos os direitos reservados. Nenhuma parte deste livro poderá ser reproduzida ou transmitida de qualquer forma ou por quaisquer meios, eletrônicos ou mecânicos, incluindo fotocópia, gravação ou qualquer sistema de armazenamento e recuperação de informações, sem permissão por escrito do editor.

Grafia conforme o novo Acordo Ortográfico da Língua Portuguesa.

1ª edição, 2024.

Editores: Jair Lot Vieira e Maíra Lot Vieira Micales
Coordenação editorial: Karine Moreto de Almeida
Produção editorial: Richard Sanches
Edição e preparação de textos: Marta Almeida de Sá
Assistente editorial: Thiago Santos
Revisão: Aline Canejo
Diagramação: Mioloteca
Capa: Desenho Editorial

Dados Internacionais de Catalogação na Publicação (CIP)
(Câmara Brasileira do Livro, SP, Brasil)

Sarno, John E., 1923-2017
    O fim da dor: o revolucionário método mente-corpo para acabar com as dores e alergias / John E. Sarno ; tradução Martha Argel. – 1. ed. – São Paulo : Edipro, 2024.

    Título original: The Mindbody Prescription
    ISBN 978-65-5660-149-6 (impresso)
    ISBN 978-65-5660-150-2 (e-pub)

    1. Dor - Aspectos psicossomáticos 2. Medicina psicossomática 3. Mente e corpo - Terapias I. Título.

24-200967   CDD-616.0472

Índices para catálogo sistemático:
1. Dor : Diagnóstico : Medicina 616.0472

Cibele Maria Dias - Bibliotecária - CRB-8/9427

São Paulo: (11) 3107-7260 • Bauru: (14) 3234-4121
www.edipro.com.br • edipro@edipro.com.br
@editoraedipro   @editoraedipro

O livro é a porta que se abre para a realização do homem.
Jair Lot Vieira

Dedico com gratidão e carinho
a meus pacientes:
fonte de meu conhecimento
e fonte de meu prazer
no exercício da medicina.

AGRADECIMENTOS

Tenho uma dívida para com estas pessoas ocupadas que tiveram a gentileza de ler e revisar todo o texto ou partes dele: Frances Anderson, Jim Campobello, Stanley Coen, Arlene Feinblatt, Marion Hart, Ruth Imber, Ira Rashbaum e Eric Sherman. Também sou grato aos psicoterapeutas deste grupo que trabalharam comigo durante muitos anos e me auxiliaram imensamente a compreender a psicodinâmica do inconsciente.

Como resultado de sua brilhante carreira como autora e editora da área médica, as sugestões de minha esposa, Martha Taylor Sarno, foram extremamente valiosas.

Tive muita sorte por ter encontrado em Alice Martell uma agente literária sensível, diplomática e muito eficaz. Os percalços do processo de publicação foram mínimos, mas ela foi muito eficiente em solucionar os poucos que surgiram.

A editora de *Dor nas costas — conexão corpo e mente* e editora original deste livro foi Susan Suffes, e confesso que foi uma alegria trabalhar com ela; no meio do caminho, ela decidiu mudar de carreira e deixou a Warner Books. No entanto, a sorte sorriu para mim uma vez mais quando Susan Sandler se tornou minha editora. Susan é da velha escola — ela edita. Sou muito grato por suas mudanças estilísticas e organizacionais e sinto vergonha ao pensar na forma como teriam ficado algumas partes do texto sem sua edição.

E por fim, de forma literal e metafórica, está Mary Oland, minha secretária, digitadora incansável e campeã no computador. Fiquei impressionado com seu bom humor diante de incontáveis mudanças e versões. Obrigado, Mary.

SUMÁRIO

Prefácio **11**

Introdução: uma perspectiva histórica **15**

PARTE 1
A PSICOLOGIA E A FISIOLOGIA DOS
DISTÚRBIOS MENTE-CORPO

1. A psicologia dos distúrbios mente-corpo:
um conto de duas mentes **31**

2. O mecanismo dos processos mente-corpo **59**

PARTE 2
AS MANIFESTAÇÕES FÍSICAS DOS
DISTÚRBIOS MENTE-CORPO

3. Introdução à síndrome da tensão mioneural:
manifestações na região lombar e nas pernas **79**

4. Manifestações na parte superior das costas,
do pescoço, dos ombros e dos braços **105**

5. Manifestações nos tendões **116**

6. Dor crônica e doença de Lyme **122**

7. Os equivalentes da TMS **126**

8. Distúrbios nos quais as emoções podem
desempenhar algum papel **142**

PARTE 3
O TRATAMENTO DOS DISTÚRBIOS MENTE-CORPO

9. O programa terapêutico: o poder do conhecimento **153**

Apêndice: questões acadêmicas **183**

Bibliografia **208**

Índice remissivo **216**

PREFÁCIO

Dor, incapacidade, desinformação, medo — esse quarteto assola o mundo ocidental há décadas, e a epidemia não dá sinais de que vai diminuir. As dores nas costas, no pescoço e nos membros estão fora de controle, e as estatísticas indicam que a epidemia está se espalhando. Na indústria americana, a incapacidade consequente da dor lombar continua a aumentar ano após ano.

Setores que empregam grande número de pessoas que trabalham no computador estão enfrentando grandes problemas de incapacidade e com planos de saúde por conta de um novo distúrbio de dor conhecido como *lesão por esforço repetitivo* (LER). Milhões de americanos, em sua maioria mulheres, padecem de uma doença dolorosa cuja causa é desconhecida, chamada fibromialgia. Embora gigantescas indústrias farmacêuticas e laboratórios médicos tenham surgido para diagnosticar e tratar tais problemas, a epidemia persiste.

Este livro é sobre essa epidemia. Aqui são descritos tanto uma experiência clínica que identificou a causa dos distúrbios de dor quanto um método de tratamento para esses distúrbios. Infelizmente, a medicina convencional rejeita este diagnóstico porque ele está baseado na teoria de que os sintomas físicos são desencadeados por fenômenos emocionais. No entanto, muitas pessoas leigas inteligentes adotaram a ideia, sem dúvida, por não carregarem o fardo do viés imposto por uma educação médica tradicional.

Como se a epidemia de dor não tivesse magnitude suficiente, muitos problemas físicos foram identificados como *equivalentes* à síndrome da dor, uma vez que parecem surgir do mesmo processo psicológico. Essas moléstias são de ocorrência comum há muito tempo e, em conjunto com a síndrome da dor de ampla prevalência, atingem toda a sociedade ocidental. Estou me referindo a muitas das dores de cabeça, aos sintomas gastrointestinais e às alergias, e também aos problemas respiratórios, dermatológicos, geniturinários e ginecológicos que fazem parte da vida cotidiana.

Se a maioria desses males é psicogênica — isto é, tem origem na mente (e é meu objetivo demonstrar isso) —, temos um problema de saúde pública de proporções colossais. As implicações médicas, humanitárias e econômicas são óbvias e serão enumeradas.

Este livro é sobre emoções, doenças e bem-estar, sobre a forma como esses aspectos se relacionam e o que é possível fazer para promover a boa saúde e combater alguns problemas físicos. Os conceitos apresentados aqui têm como base 24 anos de dedicação ao tratamento bem-sucedido de distúrbios físicos de indução emocional, conhecidos como síndrome de tensão mioneural (em inglês, *Tension Myositis Syndrome* [TMS, como será chamada daqui em diante]). Embora eu ofereça uma descrição bem atualizada dessa patologia, meu foco principal é o impacto das emoções na função corporal.

Essa conexão mente-corpo quase foi aceita pela medicina ocidental na primeira metade do século XX, mas depois caiu em grande descrédito. O repúdio à teoria psicanalítica, o aumento do interesse por pesquisas de laboratório e a tendência dos médicos a se esquivar das questões psicológicas (pois eles se veem como engenheiros do corpo humano) são os prováveis motivos para essa tendência histórica. À medida que o século se aproxima do fim, poucos profissionais da medicina, seja esta física ou psicológica, acreditam que emoções inconscientes e reprimidas desencadeiam doenças físicas. Os psicanalistas são os únicos clínicos que mantiveram esse conceito, mas sua influência nos campos mais amplos da psiquiatria e da medicina geral é limitada. Nas especialidades da medicina física, praticamente ninguém aceita esta ideia.

Apesar da falta de interesse por parte da medicina convencional, muito tem sido escrito sobre a "conexão mente-corpo". Foram feitos estudos cuidadosos que relacionam fatores psicológicos com condições patológicas tais como doença arterial coronariana e hipertensão. Conheço apenas um pesquisador fora do campo da psicanálise que identificou emoções inconscientes como a causa de uma doença física. Há artigos sobre estresse, raiva, ansiedade, solidão, depressão, mas esses distúrbios são discutidos como emoções conscientes e identificadas. Em muitos casos, acredita-se que esses sentimentos agravem processos patológicos estruturais, como hérnia de disco, fibromialgia ou lesão por esforço repetitivo.

Tendo em vista a generalização dos ataques a Freud nos últimos anos, posso me arriscar a ser desaprovado quando afirmo que meus conceitos descendem das observações clínicas e das teorias de Freud. Mas falo sobre isso apenas em retrospectiva, pois não me propus a provar que Freud estava certo. Minhas ideias se desenvolveram com base em observações clínicas; elas não foram fundamentadas em conceitos preconcebidos sobre a conexão mente-corpo. Da mesma forma como acontecia com os pacientes de Freud, descobri que os sintomas físicos de meus pacientes eram o resultado direto de fortes sentimentos reprimidos no inconsciente. Além disso, recorri aos conceitos de três outros psicanalistas: Franz Alexander, fundador do Chicago Psychoanalytic Institute, que fez um trabalho pioneiro na medicina mente-corpo no século XX; Heinz Kohut, que conceituou o que é conhecido como Psicologia do Self e destacou a importância da fúria narcísica; e Stanley Coen, que sugeriu a ideia crucial de que o distúrbio mente-corpo que eu estava estudando (TMS) seria uma defesa, uma estratégia de fuga, destinada a desviar a atenção de sentimentos reprimidos assustadores.

Este livro aborda distúrbios físicos causados por sentimentos reprimidos e inconscientes. Por serem muito específicos, tais distúrbios podem ser diagnosticados de forma precisa e tratados com sucesso.

A TMS é atualmente o distúrbio de indução emocional mais comum nos Estados Unidos e provavelmente no mundo ocidental. Desde a publicação de *Dor nas costas:* conexão mente-corpo,* houve o surgimento de outros transtornos de dor com importância significativa para a saúde pública. Eles também são manifestações da TMS.

O livro está dividido em três partes. A Parte 1 é uma discussão sobre os aspectos psicológicos que induzem essas doenças físicas e inclui um capítulo que pode ser considerado uma ponte, pois descreve a psiconeurofisiologia dos processos psicogênicos: em outras palavras, a maneira pela qual as emoções estimulam o cérebro a

---

* John E. Sarno. *Dor nas costas:* conexão mente-corpo, São Paulo, Edipro, 2019. (N.E.)

produzir sintomas físicos. Uma vez cruzada essa ponte (e isso soa mais impressionante do que de fato é), a Parte 2 aborda as diversas doenças físicas induzidas pelas emoções, começando com a TMS, o distúrbio que me apresentou o mundo da medicina mente-corpo, e incluindo males como os problemas comuns do trato gastrointestinal, as dores de cabeça, as alergias e doenças da pele.

Na Parte 3, apresento uma discussão sobre o tratamento desses distúrbios.

Para os interessados, um apêndice aborda os aspectos mais acadêmicos do processo mente-corpo (psicossomático).

Uma palavra de advertência ao leitor: o que se segue é uma descrição de minha experiência clínica e das teorias derivadas de meu trabalho. Ninguém deve presumir que seus sintomas tenham causa psicológica até que um médico tenha descartado a possibilidade de uma doença grave.

INTRODUÇÃO:
UMA PERSPECTIVA HISTÓRICA

Como um câncer de crescimento descontrolado, o problema da dor de todos os tipos tornou-se, desde que me formei na faculdade de medicina, uma importante epidemia na maioria dos países industrializados do mundo ocidental. O diagnóstico e o tratamento desses males nos Estados Unidos abrangem hoje uma indústria gigantesca. Somente o problema da dor nas costas custa ao país mais de 70 bilhões de dólares por ano, e se somarmos todas as epidemias modernas de dor, como a síndrome do túnel do carpo, essa cifra deve dobrar. Não se ouvem tais problemas médicos sendo descritos como epidemias, provavelmente porque, em geral, não representam risco à vida; tampouco o público tem plena consciência dos estragos financeiros, sociais e emocionais que provocam. Que não ameacem a vida é a única coisa positiva que podemos esperar a respeito deles, uma vez que podem ser mais incapacitantes, em termos físicos e emocionais, do que muitos distúrbios aparentemente catastróficos. Uma pessoa com paralisia das duas pernas pode levar uma vida basicamente normal se for reabilitada de forma correta, mas alguém com dor crônica severa pode ficar quase totalmente incapacitado, ser impedido de trabalhar e se tornar incapaz de realizar quase qualquer atividade física.

A pergunta imediata e inevitável é: por que e como isso aconteceu? Depois de milhões de anos de evolução, de repente, nos tornamos incapazes de funcionar normalmente? Existem inadequações arquitetônicas em nossos corpos que só se tornaram aparentes nos últimos quarenta anos? Se esses distúrbios de dor não são causados por anomalias estruturais, de que outro modo essa epidemia pode ser explicada?

Meu trabalho inicial no diagnóstico e no tratamento de síndromes de dor nas costas, no pescoço e no ombro foi de fato desagradável e frustrante. Os diagnósticos convencionais e os métodos de tratamento convencionais (não cirúrgicos) produziam resultados decepcionantes e inconsistentes. Eu me sentia desconfortável ao explicar a meus pacientes as razões do diagnóstico e do tratamento, pois as explicações pareciam carecer de uma lógica fisiológica e anatômica. Já em 1904, um distúrbio doloroso dos músculos — chamado de fibromialgia, miofascite, fibrosite, ou fibromiosite — havia sido descrito pelos médicos, mas ninguém fora capaz de identificar a patologia exata ou a causa dessa condição. Por fim, comecei a abordar os pacientes como se nada se soubesse sobre a causa da dor nas costas. Logo percebi que o principal tecido envolvido era o músculo. Algo estava acontecendo com os músculos do pescoço, dos ombros, das costas e das nádegas.

Por se tratar de condições facilmente identificáveis em radiografias, a maioria dos profissionais médicos atribuía a dor a diversas anomalias estruturais da coluna vertebral, tais como alterações normais do envelhecimento, disfunções congênitas ou mau alinhamento. Outros acreditavam que os músculos apresentavam dor porque estavam fracos, ou por terem sofrido entorses ou estiramentos. Além disso, a dor nas costas, no pescoço ou no ombro com frequência era acompanhada de dor e de outros sintomas neurológicos em um braço ou em uma perna. Portanto, se uma anomalia estrutural fosse encontrada nas proximidades de algum nervo espinhal cujo destino fosse um braço ou uma perna, o clínico estaria fortemente inclinado a atribuir os sintomas a essa anomalia, sem se preocupar com o rigor de um diagnóstico científico. No entanto, uma análise do histórico do paciente e um exame físico cuidadoso, algumas vezes, revelavam a inocência do suposto culpado e que o defeito ósseo ou do disco não poderia justificar os diagnósticos. Apesar disso, a culpa da dor ainda era atribuída à coluna.

Uma aliança inverossímil surgiu entre disciplinas distintas. Os quiropráticos, que durante anos haviam sido duramente criticados pelos médicos por praticar métodos de tratamento não científicos, aos poucos, passaram a ter plena aceitação na comunidade de diagnosticadores e tratadores das costas. Eles sempre haviam defendido que as anomalias estruturais da coluna vertebral eram a causa da dor nas costas. Como os médicos acreditavam no mesmo conceito, era inevitável que os quiropráticos se tornassem membros da comunidade de terapia das costas. Outros membros desta comunidade terapêutica são os osteopatas, os fisiatras (especialistas em medicina física e reabilitação), ortopedistas, neurologistas, neurocirurgiões, fisioterapeutas, acupunturistas, cinesiologistas e uma série de outros profissionais que se utilizam de métodos especiais de exercício ou massagem. O que todos têm em comum é a crença no conceito de que a coluna e/ou sua musculatura circundante são frágeis, fáceis de lesionar e precisam de algum tipo de intervenção física. A cirurgia é a intervenção mais drástica e uma das mais comuns.

Como grande parte da dor é atribuída a algum tipo de inflamação de origem estrutural, *cuja natureza nunca foi elucidada*, muitos medicamentos esteroides e não esteroides são prescritos.

Tendo em vista os diversos programas diagnósticos e terapêuticos atualmente utilizados no manejo dessas síndromes de dor, qualquer interrupção significativa na aplicação das terapias existentes criaria um caos financeiro, pois o diagnóstico e o tratamento da dor crônica englobam hoje uma indústria gigantesca nos Estados Unidos. No entanto, o diagnóstico e o tratamento corretos economizariam enormes quantias de dinheiro.

No início da década de 1970, em meio a essa crescente epidemia, comecei a duvidar da validade dos diagnósticos convencionais e, portanto, do tratamento das síndromes de dor no pescoço, no ombro e nas costas. Um olhar mais atento sugeriu que os músculos das costas, desde a parte de trás da cabeça até as nádegas, eram os principais tecidos envolvidos. Isso confirmou o trabalho de todos aqueles que, ao longo dos anos, descreveram o que chamaram de fibromialgia, fibrosite ou dor miofascial. Meu estudo da literatura e minha experiência crescente com pacientes sugeriam que essas moléstias faziam parte de um distúrbio de dor que chamo de síndrome de tensão mioneural (TMS, na sigla em inglês; uma alteração fisiológica dos músculos). A TMS é uma alteração do estado dos músculos que causa dor, mas é inofensiva.

Mas e quanto aos sinais e aos sintomas neurológicos em pernas e braços? Por algum tempo, pensei que deveriam ser causados por compressão estrutural na coluna ou por aquela misteriosa "inflamação" tão citada por outros profissionais. À medida que aumentava o número de inconsistências, porém, fui forçado a concluir que o processo que causava a dor muscular era também responsável pelos sintomas dos nervos. Mas que processo seria esse?

Quando os médicos investigam o histórico de um paciente, de praxe, perguntam sobre distúrbios ou sintomas clínicos passados ou atuais. Descobri que 88% de meus pacientes que sentiam dor tinham histórico de doenças gastrointestinais leves, como azia, sintomas pré--úlcera, hérnia de hiato, colite, cólon espástico, síndrome do intestino irritável e outras reações induzidas por tensão, como cefaleia tensional, enxaqueca, eczema e micção frequente. Embora nem todos os profissionais médicos admitam que tais distúrbios estejam relacionados a fenômenos psicológicos ou emocionais, minha experiência clínica como médico de família e meu histórico médico individual me deixaram bastante à vontade com essa conclusão. Por exemplo, durante vários anos sofri de enxaquecas periódicas, que apresentavam "luzes" visuais típicas antes do início da dor de cabeça. Alguém me sugeriu que a raiva reprimida poderia ser a base dessas ocorrências. Na vez seguinte em que vi essas "luzes" — o prenúncio da dor de cabeça —, sentei-me e tentei descobrir qual raiva eu poderia estar reprimindo. Não consegui encontrar uma resposta de imediato, *mas pela primeira vez na vida não tive dor de cabeça.* Esta foi uma poderosa evidência de que a enxaqueca era causada por fenômenos emocionais.

Foi lógico, portanto, considerar a hipótese de que essas dores musculares nas costas pudessem estar enquadradas no mesmo grupo de distúrbios físicos induzidos por emoções. Quando testei a ideia, dizendo aos pacientes que achava que a dor que eles sentiam era um resultado de "tensão", fiquei surpreso ao observar que aqueles que aceitaram o diagnóstico melhoraram. Pacientes que o rejeitaram permaneceram sem alteração.

Naqueles tempos, todos os meus pacientes passavam por fisioterapia com terapeutas, aos quais eu solicitava que informassem aos pacientes que o tratamento se destinava a fornecer alívio temporário dos sintomas, mas que a recuperação de fato dependia de ser reconhecida a natureza do processo. Os que melhoravam eram os que concordavam com o diagnóstico. Foi algo semelhante à minha experiência com a enxaqueca: o reconhecimento de um papel emocional na gênese dos sintomas, de alguma forma, bania os sintomas. Muitos anos se passariam até que eu entendesse a razão desse fenômeno fascinante e misterioso.

Na época, era difícil dizer aos pacientes que eu achava que a dor que eles sentiam era causada por "tensão". Qualquer médico zombaria dessa ideia; uma pessoa normal iria se sentir insultada se eu sugerisse que algum sintoma físico estava "na cabeça". Essa era uma expressão que eu evitava quase sempre, em virtude de sua conotação pejorativa, embora, muitas vezes, o paciente a introduzisse na conversa. Às vezes, eu era capaz de explicar a contento a conexão entre tensão e dor, mas estava bastante limitado por conta da minha própria falta de entendimento da psicodinâmica envolvida. Em vez disso, eu falava sobre certas características de personalidade que pareciam ser comuns em pessoas com TMS e explicava como essas características podem levar à tensão e à ansiedade. Eu sugeria que os sintomas eram uma expressão física, e não emocional, da ansiedade e que as pessoas que eram muito diligentes, conscienciosas, responsáveis, compulsivas e perfeccionistas estavam propensas à TMS. Eu não era capaz de fornecer uma definição clínica da palavra *tensão*, mas este era um termo com o qual as pessoas conseguiam se identificar. *Psicológico* e *emocional* eram termos ruins, que sugeriam que havia algo estranho com o indivíduo; eu evitava o termo *psicossomático* porque para a maioria das pessoas ele significava que a dor era falsa ou imaginária. Apesar disso, continuei a fazer o diagnóstico, e minha taxa de sucesso no tratamento começou a aumentar substancialmente. Neste ponto, eu sentia que compreendia a natureza do distúrbio e passei a prever com alguma precisão quem melhoraria e quem não melhoraria.

Durante o exame físico, percebi que quase todos os pacientes apresentavam sensibilidade à palpação (pressão) em certos músculos, independentemente do ponto do pescoço ou das costas onde sentiam dor. Por exemplo, alguém poderia sentir dor apenas do lado direito da região lombar, mas durante o exame sentir dor quando eu pressionava a parte superior de ambos os ombros (músculos trapézios superiores), a parte inferior das costas de ambos os lados (músculos eretores da espinha[1]) e a parte externa das nádegas (músculos glúteos). Essa descoberta consistente sugeria fortemente que a síndrome tinha origem no sistema nervoso central (no cérebro), e não em uma anomalia estrutural local. Em meados da década de 1970, eu havia concluído que a maioria das síndromes de dor no pescoço, nos ombros e nas costas, junto à dor associada com frequência observada em pernas e braços, resultava de um processo induzido no âmbito psicológico, constituindo assim uma condição psicossomática clássica. Ou seja, fatores emocionais estavam desencadeando uma reação em determinados tecidos do corpo que resultava em dor e em outros sintomas neurológicos.

Qual seria a natureza dessa reação? O tratamento fisioterapêutico consistia em calor profundo (em forma de ondas sonoras de alta frequência), massagem profunda e exercício ativo dos músculos envolvidos. A maioria dos pacientes relatava alívio, ao menos temporário. Como eu sabia que essas modalidades de tratamento aumentavam a circulação local de sangue, era lógico concluir que a causa dos sintomas era uma redução do fluxo sanguíneo para os tecidos envolvidos. A circulação do sangue funciona sob o controle de um subsistema do sistema nervoso central conhecido como sistema nervoso autônomo. Muitos dos outros distúrbios mente-corpo (como úlcera péptica, colite, enxaqueca e cefaleia tensional) também são mediados pelo sistema autônomo. Nada poderia ser mais simples: algo no cérebro decide desencadear esse processo; os centros autônomos são ativados e, em milissegundos, a circulação sanguínea nas áreas envolvidas é reduzida. Isso significa que esses tecidos agora estão privados de seu suprimento completo de oxigênio, o que, com quase toda a certeza, é o motivo dos sintomas. Esse mecanismo se correlacionava com uma descoberta feita em 1975 por dois pesquisadores alemães de que havia evidências de privação leve de oxigênio nos núcleos das células musculares de pacientes com dor nas costas e também com estudos relatados na literatura médica por uma equipe de reumatologistas suecos nos anos 1980.

Usei como ponto de partida a premissa de que a privação de oxigênio causa dor, pois ela fornecia uma explicação lógica para os sintomas.

---

1. Também chamados de músculos paraespinhais lombares. (N.T.)

Indo além, mesmo que fosse provado que a causa da dor teria origem em algum outro processo induzido pelo cérebro, ainda era evidente que o tratamento definitivo tinha de ser direcionado para o cérebro, não para os tecidos locais. Eu dizia a meus pacientes que não havia de fato nada errado com suas costas. Explicava que eles tinham uma condição inofensiva, que deveria ser tratada por intermédio da mente, não do corpo. Conscientização, percepção, conhecimento e informação eram os remédios mágicos que curariam esse distúrbio — e nada mais poderia fazê-lo.

Em 1979, instituí a prática de reunir os pacientes e ministrar-lhes uma palestra sobre os detalhes físicos e psicológicos da TMS. A lógica era clara: se informação era a cura, eu deveria ser mais eficiente em fornecê-la. Essas palestras agora representam o pilar fundamental do programa terapêutico e parecem ser tudo o que é preciso para 80% a 90% dos pacientes que atingirão a recuperação completa.

Minha visão do problema no início dos anos 1980 pode ser mais bem ilustrada por uma carta que escrevi a Russell Baker, colunista do *New York Times*, cuja coluna de 16 de agosto de 1981 intitulava-se "Para onde foram todas as úlceras?". Como suspeitava que seria de seu interesse, em 23 de setembro de 1981 enviei-lhe a seguinte carta:

Prezado senhor Baker,

Como o senhor é um homem bem-informado, achei que teria interesse em saber o real motivo do declínio na incidência de úlceras, sobre o qual escreveu há algum tempo. As úlceras gástricas e duodenais são membros de uma família de distúrbios físicos que, como o senhor corretamente relatou, refletem a presença de grande quantidade de tensão. Outros membros desta família perversa são a colite, o cólon espástico, a dor de cabeça tensional e as alergias comuns, para citar alguns dos mais destacados. Há outro membro, no entanto, que escapou ao conhecimento da comunidade médica, ou melhor, sobreviveu disfarçado de uma outra coisa, e ele é um membro muito importante por ter assumido o papel da antes onipresente úlcera. O motivo de tal mudança ter ocorrido constitui uma história muito interessante, à qual voltarei daqui a pouco. Este outro distúrbio não é nada mais do que a comum dor nas costas (ou a dor no pescoço ou no ombro). Durante anos, presumiu-se que a dor nas costas fosse decorrente de alguma deficiência da coluna vertebral e das estruturas relacionadas, mas esta é apenas uma cortina de fumaça diagnóstica, que ofuscou com sucesso os médicos e outros profissionais da medicina. Na verdade, a dor nas costas se deve à hiperatividade desse mesmo ramo do sistema nervoso que causa úlceras, o estímulo para a qual é o mesmo bom e velho bicho-papão: a tensão.

Faço esta afirmação com muita seriedade, e tenho publicado meus pontos de vista na literatura médica. No entanto, um certo grau de leveza é apropriado, uma vez que até o mais doloroso e incapacitante desses casos ainda reflete um processo muito benigno — muito mais do que úlceras, que podem sangrar ou perfurar e se tornar bem complicadas.

Todos esses distúrbios são membros de uma mesma família e representam variantes de um processo interno semelhante, ou seja, uma tensão que produz manifestações físicas, sendo esta a definição de um distúrbio psicossomático. Os ataques cardíacos são manifestações de um tipo mais grave de processo psicossomático, que não é equiparável à úlcera péptica.

Agora, vamos à questão do motivo da mudança. Esta não é compreensível a menos que se perceba que o propósito de uma manifestação física da tensão é enganar. Nosso cérebro decidiu que *sentir-se tenso*, que é a resposta apropriada para *estar tenso*, é desagradável demais para suportar e não é tão socialmente aceitável quanto ter algo "fisicamente" errado.

E, assim, o cérebro faz alguns ajustes nos circuitos e, em vez de parecer e agir como alguém em pleno colapso nervoso, pronto! Ele produz uma dor de barriga ou uma dor nas costas. A razão pela qual a úlcera teve de desaparecer se deve ao fato de que todo mundo começou a perceber que ela era uma farsa, que, na verdade, ela significava tensão, e isso não é socialmente aceitável.

A velha dor nas costas sempre foi o que é hoje, um equivalente de tensão, mas ninguém prestou muita atenção nela até o advento da medicina moderna. Eis aqui, disse o cérebro, um candidato natural. Todo mundo acha que as dores nas costas são a última palavra em distúrbio "físico" e que, portanto, são um substituto perfeito para a tensão. A úlcera perdeu seu valor — e chegou a dor nas costas como o novo, mas completamente oculto, porta-estandarte do exército dos tensos.

E é por isso que praticamente todo mundo com quem você fala tem uma história de dor nas costas para contar. A incidência de todos os tipos de síndromes de dor que afetam a parte posterior do *Homo sapiens* ocidental aumentou de forma considerável nos últimos vinte anos, enquanto a desacreditada úlcera está desaparecendo na obscuridade.

Não é uma história fascinante?

Alguns dias depois, recebi a seguinte nota, publicada com a gentil permissão do senhor Baker:

> Prezado doutor Sarno,
> Essa é uma história fascinante, de fato, e lança alguma luz sobre minha própria "dor nas costas". Esse mal me ataca depois de quatro ou cinco horas à máquina de escrever, quando estou me apresentando, por assim dizer, diante de uma plateia. Muitas vezes, é particularmente ruim quando estou ciente de que a escrita está indo mal.
> Na semana passada, tive a oportunidade de ajudar meu filho a se mudar e alertei-o de que, provavelmente, teria de parar depois de algumas horas, por conta da dor nas costas. A mudança foi, na verdade, bem prazerosa, ao menos no sentido de que era um trabalho que não exigia pensar — consistia apenas em buscar coisas, erguê-las e carregá-las —, realizado em um ambiente rústico agradável, com a minha mente completamente relaxada. Depois de dez horas de atividade, lembrei-me das minhas costas pela primeira vez desde a manhã, e então percebi que ela não havia me incomodado o dia inteiro.
>
> Cordialmente,
> Russell Baker

Em 1981, eu acreditava que as manifestações físicas eram substitutas da ansiedade. Mais tarde, uma mudança de conceito levou-me a uma compreensão muito melhor do problema e, consequentemente, a uma maior eficácia no seu tratamento. A mudança sutil, mas importante, foi compreender que fenômenos emocionais inconscientes *demandavam* sintomas físicos.

E, claro, as úlceras não desapareceram na obscuridade; elas agora estão sendo atribuídas à presença de uma bactéria no estômago. A meu ver, continuam a ser induzidas pelo estresse, e a bactéria é uma mera parte do processo. Elas não são tão comuns como costumavam ser e não ocorrem com tanta frequência quanto os distúrbios de dor.

Em 1982, fiz a primeira pesquisa de acompanhamento dos meus pacientes; 177 pacientes, cujos prontuários foram sorteados aleatoriamente entre aqueles que eu havia tratado de 1978 a 1981, foram entrevistados sobre seu nível de dor e sua capacidade funcional. Destes, 76% levavam uma vida normal e estavam basicamente livres de dor. Quatorze pacientes haviam tido alguma melhora, e considerou-se que o tratamento fracassara em 28 casos (16%).

Dois fatos importantes sobre esse grupo de pacientes devem ser observados: antes de me procurar, a maioria deles tinha longos históricos de dor nas costas e havia passado por múltiplos tratamentos, o que para alguns incluía cirurgia, mas ainda continuavam a ter sintomas severos; o outro fato é que eu não havia selecionado nenhum deles antes de marcar a consulta. Desde 1987, tenho entrevistado os pacientes que me ligam querendo marcar uma consulta para avaliar se são adequados para nosso programa. A maioria da grande população de pessoas com essas síndromes de dor rejeita a ideia de um processo induzido por emoções; portanto, não obteria nenhum benefício de nosso programa terapêutico, uma vez que a aceitação do diagnóstico é essencial para um resultado bem-sucedido. Atualmente, aceito atender cerca de 50% dos pacientes que entram em contato. Quando sou criticado por essa seletividade, lembro a meus críticos que, como um cirurgião que não opera quando o risco cirúrgico é elevado, estou exercendo minha prerrogativa de trabalhar apenas com pacientes que têm uma chance razoável de obter sucesso. Essa seletividade não é apenas vantajosa para mim; poupa ao potencial paciente despesas e agravamentos desnecessários.

Embora eu não praticasse esse processo seletivo antes de 1987, uma segunda pesquisa de acompanhamento que eu fiz em 1987 revelou um aumento na efetividade do programa a partir de 1982. Desta vez, dificultamos a coisa para nós mesmos e limitamos a população pesquisada a pessoas com hérnia de disco documentada por tomografia computadorizada. Esta anomalia é responsável pela maioria das cirurgias lombares, mas nossa experiência mostra que raramente é responsável pela dor. Entre os pacientes, 109 foram selecionados aleatoriamente e entrevistados. Um a três anos após o tratamento, 96 pessoas (88%) estavam livres da dor e levando uma vida normal, 11 apresentavam alguma melhora e apenas duas estavam inalteradas — um progresso considerável com relação à pesquisa de 1982.

Qual seria o fator responsável por essa melhora significativa em nossos resultados? Eu havia me tornado melhor em explicar a natureza da TMS e, portanto, era mais bem-sucedido em estimular a confiança no diagnóstico; além disso, em 1985, deixei de prescrever fisioterapia. Embora todos os fisioterapeutas tivessem plena consciência da natureza do processo que estavam tratando e reforçassem fielmente o conceito de que fatores psicológicos, e não físicos, eram responsáveis pela dor, tornou-se evidente que alguns pacientes se concentravam nos tratamentos físicos, só aceitavam da boca para fora os conceitos que eu estava lhes ensinando e obtinham apenas uma cura placebo, se tanto (*cura placebo* seria uma cura baseada na fé cega e, em geral, temporária). Sutilmente, ao recomendar tratamento físico duas ou três vezes por semana, estávamos focando a atenção dos pacientes em seus corpos, embora o sucesso do tratamento dependesse da transferência da preocupação do físico para o emocional. O possível benefício da fisioterapia era superado em muito por seu potencial negativo. Acho que isso teve um papel importante na melhora das estatísticas.

Embora eu não tenha feito uma terceira pesquisa de acompanhamento, penso que os nossos resultados são agora ainda melhores do que eram em 1987. Atribuo isso ao processo de seleção, bem como a um grande salto na minha compreensão da psicologia da TMS.

Enquanto eu trabalhava em um artigo médico com um colega psicanalista, Stanley Coen, ele supôs que os sintomas físicos provavelmente não seriam uma expressão física da ansiedade, que havia sido minha hipótese de trabalho por muitos anos, mas o resultado do que os psicanalistas chamam de mecanismo de defesa, termo que acho um tanto enganoso em vista do que ele faz. O propósito de um mecanismo de defesa (neste caso, os sintomas físicos) é desviar a atenção das pessoas para o corpo, para que elas possam *evitar* a percepção de alguns sentimentos inconscientes (reprimidos) ou o confronto com eles.

Essa nova compreensão do papel da repressão foi um marco importante na jornada em que eu embarcara cerca de quinze anos antes.

Além de essa teoria se encaixar perfeitamente com o diagnóstico, pela primeira vez entendi por que as pessoas melhoravam quando compreendiam e aceitavam o que estava acontecendo. Agora eu entendia por que alguém em Peoria, Illinois, havia lido algum de meus livros sobre TMS e tido uma recuperação completa sem nunca ter conversado comigo nem ter sido examinado por mim. O mistério tinha sido solucionado. Uma vez aceita pelo paciente, a compreensão daquilo que estava acontecendo destruía a estratégia do cérebro. Embora soubéssemos desde o início que a TMS era um processo induzido pelo cérebro, não sabíamos o motivo pelo qual o cérebro estava fazendo isso. Agora estava claro que os sintomas tinham por objetivo desviar a atenção da pessoa para longe de emoções ocultas e que, ao expor a operação secreta e, assim, encerrá-la, a dor desapareceria, como de fato ocorreu.

Apesar de tais teorias sobre a conexão mente-corpo representarem a conclusão de uma experiência clínica de 24 anos, elas são, de fato, o ponto de partida deste livro. Foram desenvolvidas com base em minha experiência com o diagnóstico e o tratamento da dor, mas acredito que tenham relevância para muitas condições médicas. Acredito de verdade que todo mundo tem sintomas físicos ligados à mente e ao corpo. Pouca gente, talvez ninguém, passa pela vida sem uma ou mais dessas manifestações, pois elas refletem a organização evolutiva contemporânea da psique humana. Mais importante ainda, essas manifestações demonstram que não há separação entre mente e corpo; que os dois estão indissociavelmente entrelaçados. Não é possível estudar a patologia das doenças humanas sem levar em conta o papel da psique. Minha experiência com as síndromes comuns de dor demonstrou que é tolice negligenciar o componente emocional das doenças humanas. Em alguns casos, as emoções desempenham um papel participativo; em outros, elas são protagonistas. Negligenciar essa dimensão da patologia da doença é uma omissão tão grande quanto ignorar o papel dos microrganismos nas doenças humanas.

Quais emoções poderiam ser tão terríveis a ponto de induzir o cérebro a submeter uma pessoa a fortes dores físicas e a sintomas neurológicos assustadores? A resposta a essa pergunta é fundamental não só para a compreensão dessas síndromes de dor como também para entendermos toda a gama de distúrbios psicossomáticos.

Os conflitos assolam o inconsciente e são oriundos de diversos elementos que representam o mosaico da psique humana. Esses conflitos resultam no desenvolvimento de emoções que não podem ser toleradas e que, portanto, devem ser reprimidas. Como esses sentimentos indesejáveis parecem lutar por reconhecimento, a mente deve fazer algo para impedi-los de chegar à consciência. Daí o sintoma mente--corpo. Este livro explora a natureza e o conteúdo desses sentimentos indesejáveis e explica por que a mente escolhe mascarar a desordem emocional por meio da dor física.

PARTE 1

A psicologia e a fisiologia dos distúrbios mente-corpo

1. A PSICOLOGIA DOS DISTÚRBIOS MENTE-CORPO: UM CONTO DE DUAS MENTES

Como a TMS e seus equivalentes são desencadeados por fenômenos psicológicos, a explicação da psicologia para os distúrbios mente-corpo é o ponto lógico por onde devemos começar. Esses distúrbios não caracterizam nenhum tipo de doença; são apenas estados sintomáticos induzidos pelo cérebro para servir a um propósito psicológico. Acredito que você seja capaz de se identificar com alguns dos cenários descritos a seguir.

Você é uma mulher solteira na faixa entre 20 e 30 anos. Pode ter ou não uma graduação acadêmica, mas está tentando se firmar na área que escolheu. Sua história familiar pode ser boa, indiferente ou claramente ruim, mas você consegue pensar em lembranças da infância que são desconfortáveis ou dolorosas. Sua vida amorosa, hétero ou gay, não é das melhores, e você não sabe se vai ou não se casar ou estabelecer um relacionamento de longo prazo. Você não sabe se quer ou não ter uma família. Talvez tenha problemas financeiros. De várias formas, seu pai e/ou sua mãe (às vezes, um irmão) talvez sejam uma preocupação para você.

Você sofre uma pressao por causa dessas realidades da vida. Para piorar, é movida por uma forte necessidade de fazer tudo dar certo — se possível, de forma perfeita — e/ou por uma forte compulsão por ser uma pessoa "boa", alguém de quem todos gostam, com quem podem contar para receber ajuda quando houver algum problema.

Talvez você tenha a mesma idade que essa mulher, mas seja casada. Seu casamento pode variar de muito bom a terrível, mas, de todo modo, ser casada somou uma grande carga de pressões que você não sentia antes. Você está achando mais difícil dedicar o tempo necessário para avançar em sua área. Até mesmo manter-se em forma se tornou um desafio. Se o casamento é conturbado, o estresse é maior. Você tenta mantê-lo? Você escolheu o parceiro errado? Será que, algum dia, você vai encontrar o parceiro ideal? O tempo está passando e talvez esteja ficando tarde demais para ter filhos.

Agora, complique ainda mais. Você tem um ou mais filhos. Se você trabalha fora, as pressões são imensas. Mesmo se for uma mãe que fica em casa, os filhos mudam sua vida de forma drástica, sobretudo se você for uma mãe responsável e disciplinada. Você deveria parar de trabalhar? O que é melhor para as crianças? O que é melhor para você? Paradoxalmente, os filhos, em geral, tensionam as relações num casamento. Agora há muito menos tempo para romance, diversão e lazer, para a vida despreocupada de um jovem casal. Para os pais de um bebê, uma boa noite de sono pode ser rara. A cada ano, o fato de ter filhos gera novas responsabilidades e mais restrições à liberdade. Isso se aplica a ambos os pais, é claro, a menos que o pai se comporte como um machista à moda antiga cujo credo seja "a mãe cuida dos filhos, eu trago o dinheiro para casa".

Talvez você faça parte de uma tradição cultural em que famílias grandes são a regra, então, neste caso, ter cinco, seis, sete ou oito filhos é algo comum. Você ama essa ideia, nunca se sentiu sobrecarregada, mas, por algum motivo estranho, começou a ter dor nas costas (por algum acaso, você é uma pessoa meticulosa e está sempre preocupada).

Por que esses cenários dizem respeito apenas aos aspectos negativos da vida? A realidade no âmbito psicológico é que, embora nós tenhamos tendência a tirar o melhor proveito das coisas de modo consciente, as pressões da vida produzem reações internas no inconsciente, das quais não temos nenhuma ciência. Continuamos inconscientes dessas reações, mesmo quando se tornam perturbadoras o suficiente para causar sintomas físicos. O campo das emoções contém duas mentes: a mente consciente, que nos é familiar, e a mente inconsciente, uma Terra do Nunca que, na verdade, tem uma influência mais profunda em nossa vida, no que fazemos ou deixamos de fazer do que sua contraparte consciente. Embora a maioria das pessoas ache que a tomada de decisões seja parte do domínio da mente consciente, de fato, ela é um processo que faz uso de tudo o que foi aprendido e sentido no passado, incluindo informações que residem no inconsciente.

Adiantemos o relógio algumas décadas: agora você tem seus 40 e muitos anos, 50 ou 60. As crianças cresceram e partiram; talvez você enfrente uma perda de propósito e importância. Se o seu casamento não foi bom, ele pode se deteriorar ainda mais, fazendo-a sentir-se aprisionada, com o desejo de ir embora, mas sem coragem de fazê-lo por diversos motivos — muitas vezes, econômicos. Você começa a questionar se, de fato, viveu uma vida plena. E, por mais estranho que pareça, fortes sentimentos negativos em relação à sua mãe ou ao seu pai não desapareceram; ao contrário, eles continuam sendo reprimidos e podem dar origem a sintomas.

Talvez você não tenha filhos e, portanto, pode, num nível emocional profundo, se sentir muito carente a ponto de desenvolver sintomas.

Pais idosos podem exigir muita atenção, e é inevitável que isso evoque uma profunda raiva interna, da qual você estará completamente inconsciente. Apesar do amor genuíno que você sente por sua mãe ou seu pai, a raiva inconsciente virá sem ser convidada. Ao atingir um nível crítico, os sintomas aparecerão.

A aposentadoria costuma ser "perigosa para a saúde", independentemente de você ser homem ou mulher. A perda de status e a mudança de padrão e estilo de vida quase invariavelmente produzem reações internas perturbadoras que podem causar sintomas emocionais ou físicos.

Alguns dos sentimentos mais evidentes brotam na mulher casada com um homem aposentado. Agora, você precisa interagir com seu marido o tempo todo; talvez você passe a preparar três refeições por dia. Uma mulher comentou que isso é como ter um adolescente em casa de novo.

Se o seu marido ficar doente, multiplique por dez sua raiva interna. Não importa o quanto você o ame; o inconsciente não é lógico e, com certeza, não é ponderado. Se o casamento era um pouco atribulado antes da doença, pode piorar depois, aumentando sua fúria interna.

Outra situação: você é um rapaz solteiro, que tem ensino médio completo e está enfrentando dificuldades para conseguir um emprego adequado. Ou tem um bom emprego, que, no entanto, é uma verdadeira panela de pressão. Você se esforça muito, faz um bom trabalho, mas não vislumbra uma evolução na carreira. Talvez não ganhe o suficiente para viver sozinho, o que o obriga a ter de morar com seus pais, e isso é muito ruim porque você tem relações problemáticas com o pai (ou com a mãe, ou com uma irmã ou um irmão).

As mulheres podem ser um problema para você, ou talvez você tenha dificuldade para encontrar alguém com quem você se sinta bem. Às vezes você sai com mulheres que, de fato, não são adequadas a você, mas sua forte necessidade de ser querido e aceito o leva a se contentar com algo que não é tão bom. Por se sentir inadequado, aceita empregos ruins que estão abaixo da sua capacidade. No fundo, você se sente desvalorizado. Isso é enfurecedor.

Outra situação: você é gay. Seu parceiro é soropositivo. Ou você não tem um parceiro, embora desejasse ter. Você não saiu do armário; nem seu chefe nem seus pais sabem; talvez nem você mesmo tenha certeza.

Ou você tem uns 30 anos, é casado, tem dois filhos pequenos e é dono de uma pequena empresa ou trabalha para uma corporação. É muito bem-sucedido, mas sempre se preocupou demais, mesmo quando criança. É extremamente sensível, magoa-se com facilidade e sempre acha que vão machucá-lo; você sempre se diminui; sente necessidade de ser amado por todos e se desdobra por qualquer um que peça ajuda, para, depois, se questionar se fez o bastante, se foi "bom" o suficiente. Sente uma constante necessidade de provar algo a si mesmo. Você sabe que é ansioso; já teve ataques de pânico. Por estranho que pareça, pouca gente sabe de tudo isso a seu respeito, pois você aparenta ser muito forte e age como se fosse. Quanto ao aspecto físico, você se mostra bem imponente.

Talvez tenha praticado sempre muitas atividades físicas: tênis, corrida, basquete, vôlei, esqui... É casado há muitos anos, não tem filhos, trabalha com publicidade ou em um escritório de advocacia. Seu chefe é autoritário e faz você se sentir tenso o tempo todo. Sua esposa quer ter filhos, mas você não tem certeza de que é o momento certo. Há um ano, você desenvolveu uma leve dor nas costas; uma ressonância magnética revelou uma hérnia de disco. Agora, você teme praticar qualquer um dos esportes que adorava e está ficando muito deprimido.

Talvez você esteja se aproximando dos 50 anos. Você tem sido muito bem-sucedido, tem segurança financeira, mas se vê o tempo todo engajado em novos projetos, novos desafios. Parece incapaz de relaxar e desfrutar suas conquistas. Está começando a ter sintomas físicos.

Você jogou golfe a vida toda e adora esse esporte. Sua esposa disse que seria bom se vocês pudessem praticar algum esporte juntos. Como o golfe não lhe interessa, ela sugeriu o tênis. Você vem tentando aprender a jogar tênis, para agradá-la, mas não é bom nesse esporte e, na verdade, não tem gostado de praticar. Depois de muitos anos suas costas começaram a doer de novo.

Ou você trabalha na mesma fábrica há vinte anos. Você é bom no que faz, mas um novo superintendente o incomoda e não permite que você tome decisões. Além disso, ele continua lhe pedindo que execute tarefas que deveriam ser delegadas a pessoas mais jovens e menos experientes. Você não tem se sentido muito bem fisicamente.

Por coincidência, aquele jovem que trabalha em seu departamento há cerca de um ano tem tido muitos problemas no pescoço e nos braços; ele tem tirado um bocado de licenças médicas nos últimos meses. Conversando com ele, você teve a impressão de que ele odeia o emprego, mas continua trabalhando porque o salário é bom. Ele é casado e tem três filhos.

Você tem 70 anos. Há um ano, contra sua vontade, sua família vendeu o negócio a que você dedicou sua vida. Seus familiares eram os cérebros financeiros, mas você é o cérebro por trás da criação da empresa. Você tem sentido dores terríveis no quadril nos últimos seis meses, das quais os médicos não conseguem descobrir a origem. Chegou a um ponto em que você consegue andar apenas alguns quarteirões, pois a dor piora tanto que você é obrigado a parar.

Estes breves esboços não descrevem a vida de todos os leitores. Meu objetivo aqui é apenas enfatizar uma das principais mensagens deste livro: estamos todos sob um tipo ou outro de pressão. Temos reações internas a essas pressões e temos sintomas físicos em resposta a tais sentimentos. Não importa a forma consciente como reagimos às pressões da vida, outro mundo de reações existe no inconsciente. Como não temos ciência desses sentimentos inconscientes e, portanto, não podemos controlá-los, e pelo fato de serem tão ameaçadores e assustadores, o cérebro automaticamente induz a sintomas físicos para evitar que esses sentimentos perigosos se tornem evidentes e conscientes. É assim que os sintomas mente-corpo surgem — e eles são universais na sociedade ocidental. Não são um sinal de doença mental ou emocional. Considerá-los anormais ou esquisitos leva a um grave erro de gestão médica.

A arquitetura da mente emocional (psique)

Sigmund Freud desenvolveu os conceitos de inconsciente e de repressão das emoções no inconsciente. Acredito que os distúrbios físicos psicogênicos (ou seja, distúrbios induzidos por emoções) se desenvolvem por causa de sentimentos reprimidos indesejáveis ou assustadores. Minhas teorias, portanto, estão baseadas em conceitos psicanalíticos fundamentais. Não tenho formação psicanalítica e não tinha uma ideia preconcebida da natureza psicológica desses distúrbios quando comecei a estudar o problema. Logo ficou evidente, no entanto, que os complexos de sintomas em estudo eram o resultado de um processo que começava no que os psicólogos chamam de inconsciente, aquela parte do domínio emocional da qual não temos nenhuma ciência, e que os sintomas físicos eram uma reação a sentimentos inconscientes. Portanto, assim como acontece com tantos outros fatores nos universos da psicologia e da psiquiatria, se não fosse Freud, poderíamos ainda estar buscando uma explicação. Se ele não tivesse introduzido a teoria de repressão no inconsciente, teríamos de atribuir esses sintomas aos "nervos", e não teríamos ideia de como proceder no âmbito terapêutico.

Freud concebeu três componentes da mente emocional que seus tradutores chamaram de superego, ego e id. Os psicanalistas transacionais referem-se a esses componentes como pai, adulto e criança. Para o propósito de transmitir minhas teorias, prefiro esta última nomenclatura.

O pai é aquela parte da mente que nos diz o que é certo e errado, como devemos nos comportar e como devemos agir no âmbito moral e ético. Esse pai reside tanto na mente consciente quanto na mente inconsciente e desempenha um papel fundamental em distúrbios físicos psicogênicos. Ele é sinônimo de consciência. O pai nos torna perfeccionistas e nos leva ao que é chamado de "bom-mocismo". Um bom--moço tem uma compulsão de agradar, de ser uma boa pessoa, de ser simpático. Um bom-moço evita o confronto, é pacificador, está sempre pronto para ajudar alguém, mesmo que isso o leve ao autossacrifício. O bom-moço tem uma grande necessidade de que o apreciem e teme que as pessoas não gostem dele.

O perfeccionista é diligente, meticuloso, responsável, orientado para a realização e para o sucesso, e está sempre preocupado. O ultraperfeccionista não se contenta em destacar-se em sua área, por isso busca compulsivamente novos desafios.

O adulto também atua tanto no consciente quanto no inconsciente. Ele é o mediador, o executivo, o capitão do navio. Seu papel é manter as pessoas funcionando de forma ideal e protegê-las de perigos externos e internos. O adulto inconsciente pode reagir de modo automático a determinadas situações; suas decisões, portanto, nem sempre são lógicas ou racionais, de acordo com o julgamento consciente. Essa tendência à irracionalidade na função mental inconsciente é fundamental para a compreensão dos distúrbios mente-corpo. O reino das emoções é composto de duas mentes; muitas vezes vemos o inconsciente dominar o consciente. A TMS e seus equivalentes são exemplos dessa dominância.

Por fim, há a criança, a parte da mente que não reconhecemos, mas que desempenha um papel crítico em nossa vida diária. É um papel inconsciente, claro, senão, passaríamos vergonha em tempo integral. Como uma criança real, essa parte da nossa mente é orientada ao prazer, totalmente autoenvolvida, dependente, irresponsável, encantadora; muitas vezes, ilógica e irracional, mas, ao contrário de uma criança real, está constantemente zangada. Também é poderosa, embora se veja como fraca e inferior — "afinal, sou apenas uma criança". Está em constante conflito com o pai — um embate de grande importância no processo mente-corpo.

Os conceitos apresentados por Heinz Kohut, proeminente psicanalista do século XX, são essenciais para a compreensão da sequência de eventos que leva aos sintomas físicos. Em vez de falar da criança, Kohut postulou a existência de um *self* em cada um de nós, que se desenvolve mal ou bem nos primeiros meses de nossa vida. Ele acreditava que o autoenvolvimento, tecnicamente conhecido como *narcisismo*, é normal e saudável quando se desenvolve de forma adequada, pois o narcisismo caracteriza um *self* mais ou menos coeso. Ele propôs uma linha de desenvolvimento para o narcisismo, do primitivo ao plenamente maduro. De acordo com Kohut, o narcisismo nunca é abandonado, é potencialmente saudável e, em um bom ambiente, se desenvolve em formas maduras de autoestima.

No entanto, foi a referência de Kohut ao que ele chamou de fúria narcísica que me interessou em particular. Ele postulou que as pessoas com transtornos de personalidade sairiam da infância com uma fúria acumulada e permanente que ele denominou de fúria narcísica. Ele sugeriu que o trauma emocional vivido durante os anos de desenvolvimento da primeira infância e da infância seria responsável por essa fúria. Fiquei pensando se poderia haver um pouco dessa fúria em todos nós, porém, mais particularmente, se seria a pressão sobre esse *self* inerentemente narcisista que habita cada um de nós que produziria a raiva/fúria, que parece ser responsável pelos distúrbios mente-corpo. Essa teoria será apresentada com mais detalhes na seção a seguir.

Com esse pano de fundo, podemos agora examinar de forma precisa o que se passa no inconsciente que leva aos sintomas físicos.

Pressão e fúria no inconsciente

Eu acredito que a fúria no inconsciente tem três fontes potenciais:

1. aquilo que pode ter sido gerado na primeira infância e na infância e nunca se dissipou;
2. aquilo que resulta da pressão autoimposta, como ocorre em alguém que é motivado, perfeccionista ou "bom-moço";
3. aquilo que é uma reação às pressões reais da vida cotidiana.

Para descrever isso aos pacientes, costumo recorrer à analogia com uma conta bancária. Os depósitos de raiva são feitos não apenas durante a infância, mas ao longo de toda a vida da pessoa. Como não há saques nessa conta, a raiva se acumula. Assim, a raiva torna-se fúria; quando atinge um nível crítico e ameaça irromper na consciência, o cérebro cria dor ou algum outro sintoma físico como uma distração, para evitar uma explosão emocional violenta. O estudo de caso apresentado a seguir é uma demonstração detalhada e dramática desse processo. Apenas uma pequena parcela dos pacientes com TMS viveu histórias tão graves e perturbadoras como esta. No entanto, utilizo a experiência dessa paciente porque ela torna nítida a relação entre dor e sentimentos reprimidos.

Uma carta de Helen

Eu havia tratado Helen com êxito por conta de uma dor lombar, alguns meses antes do evento descrito em sua carta. Quando Helen tinha 47 anos, lembrou-se de ter sido abusada sexualmente pelo pai durante a infância e a adolescência. Ela decidiu entrar para um grupo de apoio a mulheres adultas vítimas de incesto. No dia do primeiro encontro, suas costas começaram a doer, mas, como havia passado por meu programa, ela tranquilizou a si mesma, dizendo que sabia o motivo psicológico da dor e que não estava preocupada. Suas palavras descrevem melhor o que aconteceu a seguir.

"Fui à reunião e conheci as outras seis mulheres, tentando manter algum controle sobre mim mesma e não ficar totalmente sentimental e infeliz diante de pessoas que eu mal conhecia. Eu queria descobrir se esse tipo de grupo era mesmo o adequado para mim. Apesar de tentar manter um certo distanciamento, fiquei arrasada — em consequência da imensidão da dor e do estrago causados pelo abuso à vida daquelas mulheres, assim como ocorrera com a minha."

Nas 48 horas seguintes, a dor foi aumentando em intensidade até chegar a um ponto em que Helen não conseguia mais sair da cama; ela estava paralisada pela dor. Ao marido, que a apoiava, ela disse que não conseguia entender o motivo daquela dor, embora compreendesse seu propósito psicogênico. Consternada, ela se perguntou por que o conceito terapêutico não estava funcionando.

O marido respondeu: "Você está lidando com mais de quarenta anos de raiva reprimida!". Veja, a seguir, o que ela escreveu a respeito do que aconteceu.

"E então, em um instante, comecei a chorar. Não eram poucas lágrimas, não eram as lágrimas tristes e silenciosas de oh-minhas--costas-doem-tanto, mas as lágrimas mais profundas e difíceis que já chorei. Lágrimas que saíram do meu controle, lágrimas de raiva, fúria e desespero. E eu me ouvi dizendo coisas como "por favor, cuide de mim, eu gostaria de nunca mais ter de sair de debaixo das cobertas, estou com tanto medo, por favor, cuide de mim, não me machuque, eu quero cortar os pulsos, por favor, me deixe morrer, preciso fugir, estou passando mal... — e assim por diante, eu não conseguia parar, e R. [o marido], abençoado seja, apenas ficou me abraçando. E enquanto eu chorava e dava vazão a esses sentimentos, era como se houvesse, literalmente, um canal ou um duto que vinha das minhas costas e saía pelos meus olhos. Eu SENTIA a dor quase jorrando enquanto chorava. Foi estranho e hipnotizante. Eu sabia — sabia de verdade — que o que eu estava sentindo naquele momento era o que senti na infância, quando ninguém cuidou de mim porque não havia quem pudesse ter cuidado de mim, o medo, a dor, a solidão, a vergonha, o horror. Enquanto eu chorava, eu era aquela criança de novo, e então eu reconheci os sentimentos com os quais eu tive de conviver durante toda a minha vida, que eu achava que fossem absurdos ou, na melhor das hipóteses, bizarros. Talvez eu tenha me distanciado do meu corpo e jamais tivesse sequer me permitido sentir tudo isso quando era jovem. Mas os sentimentos estavam lá e desabaram sobre mim e para fora de mim."

Sou grato a Helen (cujo nome foi alterado) por me permitir publicar trechos de sua carta; eles ilustram perfeitamente o processo por trás da TMS e das reações físicas equivalentes. Sua história nos leva aos seguintes pontos críticos:

1. Os sentimentos gerados na primeira infância e na infância residem de modo permanente no inconsciente e podem ser responsáveis por sintomas psicológicos e físicos ao longo de toda a nossa vida.
2. Sentimentos fortes, dolorosos, constrangedores e ameaçadores, como fúria, tristeza e vergonha, são reprimidos no inconsciente.

3. As emoções reprimidas se esforçam constantemente para chegar à consciência — isto é, para escapar do inconsciente e tornar-se manifestas e conscientes.

4. O objetivo dos sintomas, físicos ou emocionais, é evitar que sentimentos reprimidos se tornem conscientes, desviando a atenção do campo das emoções para o campo físico. É uma estratégia de evitação.

A história de Helen ilustra todos esses quatro pontos. Em menos de dois dias, sua dor aumentou e se agravou, apesar de ela ter consciência de sua origem. Pelo que Helen sabia sobre a TMS, ela compreendeu que ter consciência do que estava sendo reprimido, em geral, fazia cessar a dor física. Neste caso, isso não aconteceu porque os sentimentos potentes, dolorosos e ameaçadores estavam cada vez mais próximos de emergir à consciência. À medida que avançavam, a dor aumentava numa tentativa desesperada de impedir esse avanço. Não havia, no entanto, como impedir os sentimentos de virem à tona, então, *quando explodiram para a consciência, a dor desapareceu*. A dor não tinha mais um propósito; havia falhado em sua missão.

Em praticamente todos os casos, a estratégia do cérebro não falha; ela consegue manter os sentimentos reprimidos, e a dor persiste. Contudo, os psicoterapeutas que trabalham comigo relatam que reações como as de Helen, mas menos dramáticas, ocasionalmente ocorrem durante uma terapia eficaz. Assim como aconteceu com Helen, a dor desaparece imediatamente em consequência da experiência emocional.

Pouparíamos muito tempo e evitaríamos muitos problemas se todos os meus pacientes conseguissem ter uma progressão explosiva como essa. Como isso não acontece, e eu não sei como induzir tal processo, devemos seguir um procedimento mais trabalhoso para acabar com a dor. O paciente médio com TMS não guarda o mesmo grau de fúria; portanto, não explode, como fez Helen.

Fúria inconsciente e sentimentos intoleráveis: os culpados ocultos

Na realidade, nós temos três mentes: a mente consciente, o inconsciente e o subconsciente. Este livro aborda sobretudo as duas primeiras.

A terceira, o subconsciente, é o campo da percepção, da cognição, da produção e compreensão da linguagem, da razão, do julgamento, da habilidade física e instrumental e da fonte da criatividade. É uma área fascinante, mas é relevante aqui apenas na medida em que a aprendizagem ocorre no subconsciente, e a aprendizagem é a base do processo terapêutico.

Compreender o processo mente-corpo requer algum conhecimento sobre a mente inconsciente. Já apresentei algumas das bases na descrição do pai, do adulto e da criança que residem no inconsciente. A tabela a seguir pode ser útil para entendermos melhor esse mecanismo.

A mente consciente	A mente inconsciente
externa	interna
lógica	irracional
ponderada	emocional
controlada	incontrolável
madura	infantil
empática	autocentrada, narcisista
esforça-se para ser perfeita	sente-se coagida – furiosa
esforça-se para ser boa	sente-se oprimida – furiosa
culpada	despreocupada
corajosa	medrosa
independente	dependente
autoconfiante	tem baixa autoestima
civilizada	selvagem
moral	amoral

O inconsciente não é apenas negativo, como é sugerido na tabela. Estamos só chamando a atenção para suas qualidades que levam a sintomas físicos. A mente consciente lida muito bem com as pressões impostas pela personalidade e as pressões da vida diária. São as reações internas a tais pressões, que geram fúria acumulada, e a ameaça de que a fúria irrompa na consciência que requerem uma enfermidade física como distração. A fúria no inconsciente é percebida por este como perigosa e ameaçadora, daí a dramática reação exagerada na forma de dor e de outros sintomas físicos.

Para evitar qualquer confusão, é essencial esclarecer a importante diferença entre a raiva e a fúria que sentimos de forma consciente e a emoção reprimida aqui tratada.

A pesquisa clínica contemporânea sobre a relação entre emoções e dor, em particular a dor crônica, concentra-se apenas no que pode ser chamado de emoções *percebidas*. Isso inclui sentimentos como raiva, ansiedade, medo e depressão. A pessoa que sofre com esses sentimentos tem consciência deles; eles não estão reprimidos no inconsciente.

Com base na minha experiência, posso afirmar que esses sentimentos podem agravar a dor, mas não a causam. A TMS nos ensina que apenas os sentimentos que a mente percebe como perigosos e, portanto, reprime induzem a reações físicas.

A supressão da raiva consciente

Um livro muito importante, *The Rage Within*, foi publicado em 1984 pelo notável psicanalista e autor Willard Gaylin. É um relato erudito e perspicaz sobre as causas e os efeitos universais da raiva e da fúria na era moderna. O doutor Gaylin deixa claro que reprimir a raiva é um fato da vida cotidiana e, portanto, um problema psicossocial de grande magnitude.

A raiva inibida ou conscientemente suprimida contribui para o reservatório de fúria no inconsciente. Meu trabalho tem lidado com distúrbios de dor que são o *resultado direto* da raiva e da fúria reprimidas (inconsciente) e suprimidas (consciente). Embora a raiva que é reconhecida pela pessoa, quando suprimida, desempenhe um papel na gênese da TMS, ela não é tão importante quanto a raiva que é gerada no inconsciente como resultado de:

1. conflitos internos;
2. estresse e tensões da vida diária;
3. resíduo de raiva que vem da primeira infância e da infância.

Além disso, as pessoas que tratam a TMS melhoram de forma consistente; o mesmo não pode ser dito em relação àquelas que tratam a dor crônica das formas médicas convencionais.

Fúria — não raiva

A intensidade da raiva, ao ponto de chegar à fúria, determina a necessidade de surgirem sintomas físicos que atuem como uma distração. A ameaça de que a fúria exploda e chegue à consciência deve ter magnitude suficiente para justificar a produção da TMS ou de um de seus equivalentes.

Como saber se a fúria é a culpada?

Ao longo da minha experiência com distúrbios mente-corpo, os pacientes têm sido minha fonte de informação. Tenho aprendido por observação. Além disso, nossos psicólogos constantemente encontram evidências de tristeza e fúria reprimidas e do medo inconsciente desses sentimentos. Helen é um exemplo perfeito disso.

Aliás, exemplos não faltam, como o do homem cuja família vendeu, à sua revelia, uma empresa que era seu orgulho e sua alegria; do homem que se sentiu compelido a participar de uma atividade da qual não gosta para agradar à esposa; de dezenas de homens e mulheres que cuidam de pais idosos, sem fazer objeções conscientes, mas em ebulição por dentro; dos rapazes e das moças que, como Helen, foram abusados sexualmente quando crianças; da mulher que tem seis filhos e ama ser mãe, mas não tem consciência de sua raiva interior por tudo o que a maternidade acarreta; da mãe que invariavelmente tem um ataque de dor depois das festas de fim de ano por conta do enorme volume de trabalho que precisou fazer para a família, que contava com ela; do homem de 55 anos que tem raiva da mãe ou do pai desde a infância.

Em níveis variados, acredito que todos nós abrigamos alguma fúria reprimida e que esse comportamento é normal para o nosso tempo e a nossa cultura. Estamos todos sob pressão de um tipo ou de outro. Embora seja importante estar ciente dessa fúria inconsciente, também é importante ter consciência de suas origens. Antes de verificarmos isso, vejamos o conceito de evitação.

Evitação: o sintoma como distração

Como mencionado na introdução, Stanley Coen, psicanalista e autor da Columbia University, sugeriu que o objetivo da dor era desviar a atenção de emoções assustadoras e ameaçadoras e impedir que elas se expressem. Essa hipótese foi fundamental para a compreensão de como as emoções estão relacionadas aos sintomas físicos e, como será visto no capítulo sobre tratamento, do motivo de o seu reconhecimento ser capaz de banir os sintomas.

Os sintomas não são substitutos físicos dos sentimentos ruins, como a ansiedade, por exemplo. Tampouco são um tipo de autopunição por maus pensamentos ou culpa. Eles são elementos de uma estratégia montada para manter nossa atenção focada no corpo, de modo a evitar que sentimentos perigosos escapem para a consciência, ou para evitar o confronto com sentimentos que são intoleráveis.

A experiência de Helen representa uma combinação de ambos. Ela estava enfurecida e envergonhada com a degradação causada pelo abuso sexual. Ela abrigava sentimentos de terror, solidão, sofrimento, tristeza e medo, nenhum dos quais tinha permissão de emergir à consciência. No entanto, estimulados pelo grupo de apoio, esses sentimentos começaram a forçar seu caminho rumo à consciência; quando isso aconteceu, a dor usada como distração aumentou em intensidade, numa tentativa desesperada de evitar que irrompessem.

Como, muitas vezes, o inconsciente é ilógico e irracional, ele pode reagir de modo automático em meio a sentimentos perturbadores. A maioria das pessoas, se pudesse escolher entre lidar com sentimentos difíceis ou sentir uma dor física intensa, escolheria lidar com os sentimentos. Isso é lógico. Mas a forma como o sistema emocional humano está atualmente organizado dita como ele vai reagir; no nível inconsciente, às vezes, ele é ilógico. Se o cérebro continuar evoluindo, o inconsciente poderá um dia ser mais racional. No momento, ele é fortemente influenciado por reações infantis e ilógicas.

Para compreender o fenômeno da evitação na TMS, é preciso ter consciência de que a diferença entre a mente inconsciente e sua contraparte consciente é muito radical. O inconsciente fica apavorado com a fúria e reage para evitá-la, mantendo-a reprimida e empregando sintomas físicos para o auxiliar nessa repressão. Um dos biógrafos de Freud, Peter Gay, comparou o inconsciente a uma prisão de segurança máxima, onde são encarcerados a sete chaves todos os criminosos desesperados, os indesejáveis e inaceitáveis. Em outras palavras, são reprimidos. Se esses sentimentos já estão reprimidos, você vai perguntar: qual é a necessidade de uma distração? A analogia prisional é particularmente apropriada; os sentimentos reprimidos, desesperados, tentarão escapar. Apesar da força da repressão, emoções poderosas como a fúria *vão se esforçar para subir até a consciência*. Eu chamo isso de "ímpeto pela consciência". O filósofo e psicanalista Jonathan Lear, da Yale University, refere-se a isso como um "anseio pela expressão" e o desejo de uma "unificação consciente do pensamento e do sentimento".

Em *Além do princípio do prazer*, Freud escreveu: "O próprio inconsciente não faz outro esforço senão o de romper a pressão que pesa sobre ele e abrir seu caminho rumo à consciência ou a uma descarga por meio de uma ação real".

A experiência terapêutica corrobora ainda mais esse conceito. Quando o paciente toma consciência da presença da fúria ou de sentimentos intoleráveis, esses sentimentos podem barrar os esforços de se tornarem conscientes. Remover essa ameaça elimina a necessidade de distração física, e então a dor cessa.

A fúria parece ser o principal elemento na síndrome da TMS. No entanto, todos os sentimentos fortemente reprováveis ou intoleráveis serão reprimidos e, como eles estão tentando chegar à consciência, podem gerar sintomas físicos. Isso inclui conflitos internos de todos os tipos, muitos dos quais exigem a perícia de um psicoterapeuta para que sejam revelados. Fortes necessidades de dependência, conflitos relativos à sexualidade, crises de identidade, sentimentos de impotência, humilhação e vergonha, em geral, não vêm à tona na minha interação com o paciente. Se esses conflitos estão na raiz dos sintomas contínuos, é necessária a introdução da psicoterapia no processo de cura para reverter o ciclo.

Esse princípio, de que os sintomas físicos servem para desviar a atenção de fenômenos inconscientes, tem sido importante na compreensão da natureza do processo mente-corpo e, portanto, no desenvolvimento de um programa terapêutico. Essa teoria básica tem sido validada por muitos anos de tratamento bem-sucedido.

As fontes da fúria

Este pode ser o ponto mais importante em todo o processo mente--corpo. Embora a consciência da presença da fúria no inconsciente seja essencial, manter o foco apenas nela não é suficiente. É necessário conhecer os motivos da fúria para entender plenamente o processo.

TRAUMA NA PRIMEIRA INFÂNCIA E NA INFÂNCIA

As experiências que temos na primeira infância e na infância fornecem as primeiras contribuições para o reservatório de raiva. A história de Helen dá um exemplo dolorosamente detalhado do que é, sem dúvida, o tipo mais grave de trauma emocional da infância: o abuso sexual. O abuso físico e o abuso emocional também podem ser quase tão incapacitantes quanto o abuso sexual para o desenvolvimento psicológico da criança.

O abuso emocional pode ocorrer disfarçado de "formação". Regras rígidas de comportamento, como "crianças devem ser orientadas e não ouvidas" ou "meninas e meninos bonzinhos não têm acessos de birra", e ideias rígidas do certo e do errado (a educação religiosa pode impô-las) são exemplos conhecidos. Além disso, filhos de pais com problemas psicológicos significativos como alcoolismo, dependência de drogas, depressão, ansiedade ou psicose, muitas vezes, sofrem traumas duradouros.

Se uma mãe é inadequada em termos psicológicos, os delicados processos de formação do vínculo mãe-filho e de estabelecimento da independência emocional, que ocorrem nos primeiros meses de vida, podem ser conturbados. Se uma mãe era muito dependente de sua mãe, ela pode ter a necessidade de amarrar o filho a si mesma, pois isso a faz sentir-se mais segura. Ela pode usar o amor da criança para substituir a ausência de amor de seu marido ou de seus pais. Da mesma forma, o pai desempenha um papel importante no desenvolvimento infantil. Ele deve ser um exemplo para o menino e um modelo de parceiro amoroso para a menina. Se ele considera que criar filhos é tarefa da mulher, seus filhos estão em apuros. Qualquer um dos pais pode ter expectativas elevadas para os filhos — acadêmicas, atléticas, artísticas —, e isso pode gerar grandes pressões, que podem ser insuportáveis.

Ressentimentos inconscientes podem ocorrer em ambientes perfeitamente normais. É necessário observar que há pais "ruins", "cruéis" ou "inadequados".

Sentimentos de inadequação profundamente reprimidos promovem o desenvolvimento de traços de personalidade que são quase universais em pessoas com TMS. Essas pessoas tendem a ser perfeccionistas, compulsivas, altamente conscienciosas e ambiciosas; são motivadas, autocríticas e geralmente bem-sucedidas. Em paralelo com tais traços, e às vezes mais proeminente, está a compulsão por agradar, por ser uma boa pessoa, por ser prestativo e por evitar confrontos. Em suma, as pessoas com TMS têm uma forte necessidade de buscar aprovação, seja em forma de amor, admiração ou respeito.

O que há de errado em procurar ser perfeito e bom? Do ponto de vista da sociedade e da carreira, absolutamente nada, mas as consequências negativas inconscientes podem ter grande importância.

Traços de personalidade
Baixa autoestima
A baixa autoestima é tão difundida em nossa sociedade que temos uma inclinação a associá-la tanto a fatores genéticos quanto de desenvolvimento.

Sentimentos profundamente reprimidos de inadequação e insegurança parecem ser nosso destino comum. As sociedades antigas podem ter feito um trabalho melhor de criar suas proles sendo mais acolhedoras, menos controladoras, tendo um conjunto mais simples de regras com base nas quais viver e proporcionando bons exemplos e ritos de passagem.

Não é possível provar que todos nós abrigamos sentimentos interiorizados de inadequação, mas teóricos psicanalíticos modernos, como Kohut, sugeriram que o desenvolvimento falho do *self* interior no início da vida nos leva carregar sentimentos infantis inconscientes em um mundo adulto.

Perfeccionismo

O impulso para sermos perfeitos certamente deve derivar de uma profunda necessidade de demonstrarmos a nós mesmos e ao mundo que de fato valemos algo. Praticamente todos os pacientes que atendi ao longo da minha experiência com síndromes de dor são perfeccionistas, em maior ou menor grau. Os pacientes que negam sê-lo passam, então, a descrever como são exigentes com organização, limpeza e outros aspectos de suas vidas. Se não admitem ser perfeccionistas, reconhecem que são altamente responsáveis, conscienciosos e propensos à preocupação. Em geral, são ambiciosos, esforçados e autocríticos; eles estabelecem altos padrões de desempenho e comportamento para si mesmos. Uma sensação interna de inadequação alimenta o perfeccionismo. A posição de uma pessoa na vida ou suas conquistas, muitas vezes, são ilusórias. Os sentimentos de inadequação são profundamente inconscientes e, de forma paradoxal, às vezes, nos levam a ser muito bem-sucedidos.

Por que a vontade de ser perfeito leva à fúria? A pressão sobreposta pela mente-pai sobre a criança residual é enfurecedora. Ben Sorotzkin, psicólogo clínico, sugere que, de modo inconsciente, os perfeccionistas estabelecem para si mesmos padrões que não são capazes de cumprir; seu inevitável fracasso em alcançá-los resulta em vergonha e fúria inconscientes.

Bom-mocismo

O perfeccionismo é a característica de personalidade predominante em muitos dos meus pacientes. Em outros, no entanto, uma compulsão intimamente relacionada se destaca: a necessidade de ser bom. Algumas pessoas têm compulsão por serem úteis, às vezes, a ponto de sacrificar as próprias necessidades. Elas sentem o desejo de agradar e desejam que todos as apreciem. Influências culturais ou religiosas podem potencializar essa tendência. A sociedade exige que você seja um bom filho ou uma boa filha, um bom cônjuge, um bom genitor, um companheiro de trabalho simpático. Essa compulsão poderosa, como o perfeccionismo, parece derivar de profundos sentimentos de inadequação.

O que há de errado em se esforçar para ser perfeito e bom? Isso não beneficia todo mundo? Do ponto de vista social e interpessoal, é maravilhoso, mas também gera uma intensa raiva interna. Embora possamos conscientemente desejar ser generosos e fazer o bem, o eu narcísico não tem essa necessidade. De fato, ele reage com raiva à imposição. Acrescente-se a isso a raiva inconsciente por não termos nossos esforços plenamente reconhecidos e, o pior de tudo, a raiva de nós mesmos por não correspondermos às nossas próprias expectativas.

Lembre-se: muitas vezes, o inconsciente é irracional. Uma jovem mãe com um recém-nascido, a quem ela ama muito, está bastante preocupada e concentrada em fazer as coisas direito, por isso, passa metade da noite acordada. Completamente voltada às suas responsabilidades de mãe, ela não percebe que, inconscientemente, sente raiva do bebê. Muitos dos meus pacientes têm dificuldades em aceitar uma simples verdade: que os pais podem inconscientemente ter raiva dos filhos.

Hostilidade e agressão

Muito se tem escrito sobre o perigo potencial da hostilidade e da agressão à nossa saúde. Diz-se que a hostilidade é o mais importante dos chamados traços de comportamento do tipo A relacionados à arteriosclerose coronariana. Mais uma vez, o foco é colocado nas emoções percebidas. A teoria da TMS identificaria a hostilidade e a agressão como manifestações evidentes de algo muito mais perigoso — fúria reprimida e raiva suprimida. Sintomas físicos, ansiedade, depressão ou hostilidade são, com efeito, equivalentes uns dos outros. Todos eles refletem processos poderosos que ocorrem no inconsciente.

Culpa

Pouco tempo atrás, uma paciente estava descrevendo sua compulsão por agradar e ser uma boa pessoa quando, de repente, disse: "Não é só isso... Eu me sinto muito culpada por não ser boa ou gentil o bastante e por não conseguir fazer o suficiente pelas pessoas que fazem parte da minha vida!".

A culpa é outra reação gerada pelo pai psíquico, outra pressão autoimposta que contribui para a massa crítica de fúria. Pode-se sentir culpado por muitas coisas, inclusive transgressões e inadequações passadas. Como o eu não é capaz de tolerar nenhum tipo de desconforto, e a culpa é mais um ataque ao nosso senso de valor, todos contribuem para a fúria. A autocrítica é aparentemente tão enfurecedora quanto a crítica alheia.

Dependência

Um dos resíduos da infância é o desejo de ser cuidado. Como não vemos esse desejo como um comportamento adulto adequado, ele é profundamente reprimido; somos inconscientemente dependentes. Isso pode levar à raiva inconsciente, porque as necessidades de dependência nunca são satisfeitas, e, de forma paradoxal, podemos sentir uma raiva inconsciente da pessoa ou das pessoas de quem somos dependentes.

A dependência inconsciente pode levar a outras complicações que causam raiva, como a má escolha de um companheiro ou uma companheira (alguém que será como uma "mãe" para nós) ou a escolha de uma profissão ou um trabalho que seja seguro ou não nos traga muitas responsabilidades, embora não seja nem desafiador nem gratificante. Outras reações aos sentimentos profundos de dependência são a independência a qualquer preço e até a agressão.

Entender o impacto da baixa autoestima, do perfeccionismo, do bom-mocismo, da culpa e da dependência dá suporte à teoria de que a fúria é a principal emoção envolvida no desenvolvimento de sintomas mente-corpo em distúrbios como a TMS. Sentimentos de inadequação e dependência levam a propensões perfeccionistas, destinadas a agradar os outros e geradoras de culpa. O eu, como uma criança, reage à pressão. Um ciclo entra em ação nesse momento: o eu estimula traços de personalidade que, por sua vez, geram raiva no eu.

O MUNDO À NOSSA VOLTA

A pressão enfurece o eu, seja ela interna e imposta pelo pai, seja consequente das realidades de nossa vida diária. Ser consciencioso e preocupado piora essa situação, aumentando a pressão para sermos trabalhadores competentes, bons cônjuges, bons pais, filhos amorosos para os pais idosos e cuidadosos com os nossos dependentes, entre outras habilidades.

Até mesmo eventos positivos, como conseguir um bom emprego, se casar ou ter um filho, podem resultar em agitação interior, pressão e raiva. Muitas jovens mães que passaram a ter dor nas costas durante a gravidez estavam em conflito quanto à própria adequação como mãe ou tinham sentimentos ambivalentes quanto a ter interrompido a carreira para ter um filho.

No outro extremo do espectro emocional, o eu interior, sentindo-se abandonado, pode reagir com raiva de um ente querido que morre ou de um filho que sai de casa.

Muitos anos atrás, os psiquiatras nova-iorquinos Thomas Holmes e Richard Rahe estudaram o papel causal de eventos estressantes da vida "na história natural de muitas doenças". Eles elaboraram uma lista de eventos, alguns deles negativos, mas muitos identificados como socialmente desejáveis e "de acordo com os valores americanos de realização, sucesso, materialismo, pragmatismo, eficiência, orientação para o futuro, conformismo e autossuficiência". A lista é reproduzida aqui. Postulamos que esses eventos produzem "doença" por intermédio do mecanismo da fúria interna. Os eventos são listados em ordem decrescente de estresse:

1. morte do cônjuge
2. divórcio
3. separação conjugal
4. pena de prisão
5. falecimento de familiar próximo
6. lesões ou doenças pessoais
7. casamento
8. demissão no trabalho
9. reconciliação conjugal
10. aposentadoria
11. mudança na saúde de um familiar
12. gravidez
13. dificuldades sexuais
14. chegada de um novo membro da família
15. readequações empresariais
16. mudança na situação financeira
17. morte de um amigo próximo
18. mudança de área de trabalho

19. alteração na frequência de discussões com o cônjuge
20. hipoteca acima de 10 mil dólares [na década de 1960]
21. execução de hipoteca ou empréstimo
22. novas responsabilidades no trabalho
23. filho ou filha deixando o lar
24. problemas com os sogros
25. realização pessoal excepcional
26. esposa começa a trabalhar ou deixa o emprego
27. início ou término dos estudos
28. mudança de condições de vida
29. mudança de hábitos pessoais
30. problemas com o chefe
31. mudança no horário ou nas condições de trabalho
32. mudança de residência
33. mudança de escola
34. mudança nos hábitos de lazer
35. mudança nas atividades religiosas
36. mudança nas atividades sociais
37. hipoteca ou empréstimo inferior a 10 mil dólares
38. mudança nos hábitos de sono
39. mudança no número de reuniões familiares
40. mudança nos hábitos alimentares
41. férias
42. Natal
43. pequenas infrações legais

Tanto o estresse positivo quanto o negativo geram raiva inconsciente, esteja a pessoa conscientemente irritada ou não. A raiva acumulada é fúria, e a fúria assustadora e inconsciente leva ao desenvolvimento de sintomas físicos.

Seis necessidades básicas

Para satisfazer as nossas necessidades básicas, nós nos colocamos sob pressão, o que é enfurecedor para o eu. Ou ficamos frustrados e irritados porque algumas das necessidades não são atendidas de maneira adequada. Essas necessidades básicas são:

1. ser perfeito (superar, conquistar, ter sucesso; altas expectativas e padrões; ser autocrítico e muito sensível às críticas);
2. ser querido (aprovado, amado, admirado, respeitado; uma compulsão de agradar, ser um "cara legal", ou ser uma mãe ou um pai para o mundo);
3. ser cuidado (um desejo que nunca desaparece inconscientemente, não importa quão velhos ou independentes sejamos);
4. ser acolhido (buscamos gratificação por meio de comida, bebida, fumo, sexo, entretenimento, jogos, etc.);
5. ser fisicamente invencível (ser forte, não ter restrições, ser sexy);
6. ser imortal (estamos inconscientemente enfurecidos com a inevitabilidade da morte).

Esta última categoria é, por vezes, uma das mais sutis. No entanto, muitas vezes, é responsável pelo surgimento de dor em homens e mulheres em seus 50, 60 e 70 anos. O envelhecimento é enfurecedor, algo em que eu nunca tinha pensado até passar por ele. Alguns dos meus pacientes estavam cientes disso, mas a maioria não percebia a intensidade de seus sentimentos internos sobre o assunto.

A proporção fúria/tranquilidade

Acredito que uma espécie de proporção fúria/tranquilidade pode desempenhar um papel na determinação do momento em que os sintomas físicos ocorrerão. Os pacientes perguntam com frequência: "Por que a dor começou agora?". E eu sempre respondo: "Porque sua fúria atingiu um nível crítico; porque agora ela ameaça irromper na consciência!".

Suponhamos, porém, que haja outro elemento na equação; que não é simplesmente a quantidade de fúria que provoca sintomas, mas a presença ou a ausência de fatores tranquilizantes que compõem o equilíbrio. Em teoria, tais elementos agradáveis na vida de uma pessoa modificariam a ameaça representada pela fúria e tornariam desnecessários os sintomas. Pode-se levar isso ao ponto do absurdo, mas acredito que algo parecido acontece e que a ocorrência de sintomas reflete fúria demais e elementos agradáveis de menos na vida de alguém.

O CONCEITO DE EQUIVALÊNCIA

A TMS faz parte de um grupo de distúrbios físicos intercambiáveis. Todos eles servem ao mesmo propósito mente-corpo e são, portanto, equivalentes uns aos outros. De fato, qualquer problema físico que atraia a atenção de uma pessoa — por exemplo, uma fratura ou uma infecção respiratória grave — pode substituir de modo temporário o processo mente-corpo. A síndrome de dor frequentemente desaparece com a chegada de alguma patologia nova, apenas para retornar quando esta se vai.

Em uma pesquisa feita em 1975, descobriu-se que 88% dos pacientes com a TMS tinham histórico de até cinco distúrbios mente-corpo comuns, inclusive vários sintomas estomacais, como azia, indigestão, acidez, gastrite e hérnia de hiato; problemas em porções inferiores do trato gastrointestinal, como cólon espástico, síndrome do intestino irritável e prisão de ventre crônica; condições alérgicas comuns, como rinite alérgica e asma; diversas doenças de pele, como eczema, acne, urticária e psoríase; dor de cabeça tensional ou enxaqueca; infecções urinárias ou respiratórias frequentes e tontura ou zumbido no ouvido (não associados à doença neurológica ou otológica). Nem todos concordam que estes sejam distúrbios mente-corpo, mas em minha prática clínica observei que são. Em geral, ocorriam em conjunto, sugerindo que serviam todos ao mesmo propósito psicológico. O fato de serem tão comuns em pacientes com TMS é o que me levou a concluir que esta seria também uma moléstia mente-corpo.

ANSIEDADE E DEPRESSÃO COMO EQUIVALENTES

A teoria de que as condições físicas citadas sejam psicologicamente induzidas é controversa. Ainda mais controversa é minha conclusão de que tanto a ansiedade quanto a depressão são equivalentes da TMS, o que significa que elas também podem servir para nos distrair de emoções implícitas e ameaçadoras. A psique é eclética na escolha dos elementos de distração.

Os estudos de caso apresentados a seguir demonstram a equivalência da ansiedade e da depressão.

A primeira história diz respeito a uma mulher solteira, com quase 50 anos, que estava totalmente incapacitada por conta de uma dor lombar crônica de longa duração. Ela tinha sido analisada e tratada de modo exaustivo, sem sucesso. Não havia nada errado na estrutura de sua coluna inferior; as radiografias mostravam as alterações normais associadas ao envelhecimento. Como seu exame físico estava dentro da normalidade, eu a diagnostiquei com a síndrome da tensão mioneural.

A severidade dos sintomas a levou ao hospital. Lá, ela foi tratada com fisioterapia, meu programa de educação e psicoterapia. Ela sentiu um alívio gradual mas crescente da dor. Numa determinada manhã, ela veio a meu consultório para me dizer que a dor havia sumido, mas agora ela estava ansiosa ao extremo, a ponto de quase desejar ter a dor de volta. Tendo perdido a dor como distração, o cérebro a substituiu por um estado de ansiedade.

Acredito que a depressão pode operar da mesma forma.

Um dos meus pacientes era um homem de 50 anos de idade que fora tratado com sucesso por conta de várias manifestações da TMS durante muitos anos. Ele também tinha um longo histórico de depressão, que foi tratada com medicamentos e psicoterapia. No início de 1994, ele passou a tomar um antidepressivo que foi muito eficaz, e no outono seu ânimo estava ótimo. Nessa fase, de repente, ele desenvolveu algumas manifestações severas de TMS, com muita fraqueza muscular em um dos tornozelos. Interpretei isso como um caso de substituição de sintomas. A medicação alterou a química cerebral e aliviou a depressão, mas nada fez para mudar os conflitos intrapsíquicos responsáveis por essa depressão. Portanto, outra distração precisou ser encontrada; então, a mente recorreu àquela que já havia usado muitas vezes antes: dores nas costas e nas pernas.

Ataques de pânico (manifestações físicas de ansiedade aguda) também são reações à raiva reprimida ou suprimida. Lembro-me de um paciente que contou que estava prestes a dar uma resposta agressiva a uma mulher, mas percebeu que isso não seria cavalheiresco; então, ele suprimiu a raiva e imediatamente teve um ataque de pânico. Outros estudos corroboram essa equivalência. Alguém chamou a dor crônica (a TMS pode se tornar crônica) de emoção patológica, como ansiedade e depressão. Outros descreveram a dor crônica como equivalente à depressão no âmbito psicológico.

O FATOR MEDO

O medo é outro equivalente importante da dor que pode ser mais eficiente do que a própria dor para atingir o objetivo da mente de desviar a atenção da raiva reprimida. O medo de sentir dor, da atividade física, da lesão ou de uma anormalidade na coluna é suficiente para perpetuar a TMS, mesmo na ausência da dor em si. A mente está interessada apenas em manter nossa atenção no corpo; o medo de qualquer um desses fenômenos fará isso tão bem quanto a própria dor. É por esse motivo que nosso programa terapêutico objetiva não apenas o término (ou o fim) da dor, mas também a eliminação do medo.

TRANSTORNO OBSESSIVO-COMPULSIVO COMO EQUIVALENTE

Um paciente muito inteligente e perspicaz foi o grande responsável por esse *insight*. Ele exibia um caso clássico de TMS, mas não mencionou que também sofria de transtorno obsessivo-compulsivo (TOC). O TOC é caracterizado pela realização contínua de atos ritualísticos ou pela ocorrência de pensamentos obsessivos. É ao mesmo tempo perturbador e funcionalmente intrusivo. Um exemplo clássico é a compulsão por lavar as mãos, em que os pacientes limpam as mãos centenas de vezes ao dia por estarem obcecados pelo medo de germes. O impulso para fazer ou pensar essas coisas é irresistível.

O referido paciente concluiu que a psicologia inerente à TMS e ao TOC era a mesma, então, ele passou a aplicar os princípios terapêuticos da TMS aos sintomas do TOC — e obteve excelentes resultados. Aliás, os sintomas do TOC dele desapareceram antes de sua dor nas costas.

O TOC é um equivalente da ansiedade, que é um equivalente da TMS. Então a decisão de incluir o TOC como equivalente à TMS é lógica. Sua capacidade de absorver a atenção dos pacientes é idêntica à capacidade da dor da TMS. É bem comum os pacientes com TMS serem obcecados com seus sintomas de dor, o que indica o quanto é intensa a necessidade inconsciente de uma distração.

Muitas das teorias que sugeri neste capítulo são controversas e serão contestadas por pessoas de diversas áreas profissionais. Tais teorias são o resultado da minha experiência clínica e, como não sou formado em psicanálise, psicologia ou psiquiatria, podem ser questionadas por profissionais dessas áreas. No entanto, é preciso lembrar que, na segunda metade do século XX, os estudos do campo da medicina ligados ao processo mente-corpo não foram nem de longe tão intensos quanto foram na época de Freud e de seus seguidores. Essa área tem sido negligenciada quase totalmente pelas especialidades médicas físicas e psiquiátricas. Psicólogos que não são médicos não têm formação para avaliar condições físicas; portanto, não podem contribuir para o estudo das manifestações físicas desses distúrbios. Os psicanalistas compõem o único grupo que manteve o interesse e que continuou a escrever sobre o tema, mas seu escopo é limitado, pois eles reconhecem apenas os exemplos mais graves de distúrbios mente-corpo, como a colite ulcerativa, por exemplo.

Minhas teorias na área psicológica referem-se apenas aos sintomas físicos que são induzidos no âmbito emocional. Não sou psicoterapeuta nem trato dos sintomas emocionais de distúrbios psicológicos. Sou um médico que identificou a causa psicológica de um problema físico. Portanto, o que proponho deve ser avaliado em um contexto diferente dos contextos propostos por médicos orientados aos aspectos físicos e estruturais do corpo, por um lado, e pelos psicólogos e psiquiatras, por outro lado. Nós precisamos de uma ponte conceitual. Vamos ver se conseguimos construí-la.

2. O MECANISMO DOS PROCESSOS MENTE-CORPO

O conceito mente-corpo

Este capítulo tem a finalidade de ser uma ponte que faz a conexão, em termos de organização e de conceitos, entre a atividade emocional do cérebro e os sintomas físicos do corpo. O livro começa com uma descrição do estado emocional, considerado responsável por muitos distúrbios físicos, e prossegue, após esta ponte, com a descrição dos distúrbios em si.

Muito tem sido escrito para o público em geral sobre a conexão "mente-corpo" nos últimos vinte anos. Autores como Herbert Benson, Deepak Chopra, Norman Cousins, Dennis Jaffe, Lawrence LeShan, Steven Locke e Douglas Colligan, Joyce McDougall, Morton Reiser, Ernest Rossi, Bernie Siegel, Graeme Taylor e Andrew Weil, oriundos de diversas formações e disciplinas, compartilham a convicção de que a mente tem a capacidade de combater doenças e melhorar a saúde. Não há dúvida de que isso está correto. O que precisa ser feito, contudo, é demonstrar de forma científica de que modo a mente pode causar ou curar moléstias físicas. Este livro apresenta um exemplo específico dessas duas capacidades, descrevendo como o cérebro cria os sintomas físicos da TMS e seus equivalentes e como pode atenuá-los.

O estado da medicina psicossomática

Ao longo do livro, uso os termos *psicossomático* e *mente-corpo* de forma intercambiável. Eles são sinônimos e referem-se à interação entre o cérebro e o corpo por meio da qual processos psicológicos ou mentais conduzem a mudanças físicas, sejam patológicas ou benéficas. A palavra "psicossomático" é amplamente utilizada de forma equivocada para descrever um transtorno imaginário de pessoas que são anormais no âmbito mental ou um excesso de sintomas que têm uma base estrutural (que são reais). Sendo bem claro, os sintomas psicossomáticos são reais, ocorrem em pessoas normais e abrangem quase todo o mundo ocidental.

A maior parte da literatura sobre o assunto refere-se a "mente e corpo" ou à conexão mente-corpo. Candace Pert, que trabalhou com pesquisa básica nos National Institutes of Health [Institutos Nacionais da Saúde], nos Estados Unidos, apresentando conexões generalizadas e íntimas entre o cérebro e o corpo, sugeriu pela primeira vez que as palavras *mente* e *corpo* fossem unidas. Tendo em vista minha experiência com TMS, adotei esse uso.

Na introdução de seu livro *Psychosomatic Medicine*, publicado em 1950, Franz Alexander escreveu: "Uma vez mais, o paciente, como todo ser humano, com preocupações, temores, esperanças e desesperos, como um todo indivisível e não como um portador de órgãos — de um fígado ou de um estômago doente —, está se tornando o objeto legítimo do interesse clínico. Entre os médicos, manifesta-se uma orientação psicológica cada vez maior.".

De um modo irônico, o movimento que Alexander anunciava quase morreu com ele. O processo histórico sobre o qual ele comentou, ou seja, o domínio da medicina tecnológica, orientada para a doença, antipsicológica, prosseguiu e se intensificou, de modo que pouquíssima gente está dando continuidade ao importante trabalho que ele iniciou. A medicina convencional, incluindo a psiquiatria, não aceita a teoria que foi apresentada no capítulo anterior; não crê que as emoções podem desencadear sintomas físicos. O *Diagnostic and Statistical Manual of Mental Disorders* [*Manual diagnóstico e estatístico de transtornos mentais*], que apresenta uma lista oficial de diagnósticos psiquiátricos da American Psychiatric Association [Associação Americana de Psiquiatria], não usa o termo "psicossomático".

Alexander acreditava que fenômenos emocionais poderiam desencadear distúrbios físicos como úlceras estomacais e a TMS. Ele também estudou o efeito de fenômenos emocionais no trato gastrointestinal e nos sistemas respiratório, cardiovascular, endócrino, articular e muscular. Ele acreditava, ainda, que estados emocionais específicos eram responsáveis por esses distúrbios físicos.

Por outro lado, a teoria da TMS afirma que o processo psicológico interno que descrevi no Capítulo 1 é responsável por todos os males físicos psicogênicos, mas com grande variação nos detalhes e na severidade em ambos os estados — fisiológicos e psicológicos. A medicina convencional resiste a conceitos como esses, mesmo quando confrontada com evidências convincentes de que esses conceitos são válidos. Isso reflete, por um lado, um viés filosófico profundamente arraigado de que uma interação "mente-corpo" não existe e, por outro, uma convicção de que a ciência laboratorial é a única ciência válida. Os fenômenos psicossomáticos não podem ser estudados num tubo de ensaio ou por meio de testes em animais de laboratório. As emoções inconscientes não são reveladas por meio da aplicação de testes ou de perfis de personalidade.

A experiência médica descrita neste livro é um exemplo de outro tipo de método científico, no qual hipóteses diagnósticas e terapêuticas são testadas em grande número de pacientes ao longo de muitos anos. O fato de muitas pessoas terem se "curado" sozinhas ao estudarem meus livros é, por si só, uma evidência da precisão do diagnóstico da TMS. Atendi cerca de dez mil pacientes com TMS a partir de 1973 até agora; a maioria deles se livrou da dor e vive em plena atividade física. Isso também é ciência. Vinte e cinco anos de experiência com TMS, durante os quais houve sucesso terapêutico consistente, com números impressionantes, é mais do que um teste razoável de validade — é a prova da precisão do diagnóstico.

Stephen Jay Gould, que leciona biologia, geologia e história da ciência na Harvard University, escreveu uma excelente defesa da "ciência leve" em seu ensaio de junho de 1986 na revista *Natural History*:

> Um estereótipo infeliz, mas lamentavelmente comum, sobre a ciência divide a profissão em dois domínios de status diferentes. Temos, de um lado, as ciências físicas "rígidas", ou seja, que lidam com precisão numérica, previsão e experimentação. Por outro lado, as ciências "leves", que tratam os complexos objetos da história em toda a sua riqueza, devem trocar tais virtudes pela "mera" descrição sem números exatos em um mundo confuso em que podemos, no máximo, ter a esperança de

explicar o que não podemos prever. A história da vida incorpora todo o caos deste segundo e subestimado estilo de ciência.

O estudo das emoções humanas e de suas consequências também se enquadra nessa categoria "caótica". Sequer compartilha da relativa ordem da ciência histórica, com a qual Gould lida, pois ainda não tem as ferramentas necessárias para entender as bases das emoções.

A pesquisa psiquiátrica contemporânea identifica eventos químicos no cérebro associados a determinados estados patológicos, como a depressão, e então pressupõe que, se o sintoma pode ser alterado com drogas, o transtorno está curado. A teoria da TMS sustenta que a depressão e as alterações químicas no cérebro associadas a ela derivam de sentimentos assustadores no inconsciente.

As pessoas que estudam as emoções e a medicina psicossomática devem superar o complexo de inferioridade que decorre de sua incapacidade de usar as ferramentas da "ciência rígida". Remeto-me a outro ensaio de Gould:

Essa humildade desnecessária segue uma tradição infeliz de auto-ódio entre os cientistas que lidam com os eventos complexos, irrepetíveis e imprevisíveis da história [substitua por "o reino complexo e mal compreendido das emoções humanas"]. Somos treinados para pensar que os modelos de quantificação, experimentação e replicação da "ciência rígida" são inerentemente superiores e exclusivamente canônicos, de modo que qualquer outro conjunto de técnicas só pode parecer menos importante por comparação. Contudo a ciência histórica avança reconstruindo um conjunto de eventos contingentes, explicando em retrospectiva o que não poderia ter sido previsto de antemão. Se as evidências são suficientes, a explicação pode ser tão rigorosa e confiável quanto qualquer coisa feita no âmbito da ciência experimental. Seja como for, é assim que o mundo funciona; não é necessário pedir desculpas.

Há um paralelo entre a ciência histórica de Gould e a ciência dos distúrbios mente-corpo. Nenhuma das duas pode fazer uso do laboratório, mas ambas podem ser estudadas de forma rigorosa. Com a TMS e seus equivalentes, a observação cuidadosa e a experiência terapêutica replicável são tão científicas quanto os métodos concretos de quantificação.

Se alguém pode banir um sintoma por intermédio do aprendizado, o sintoma deve ter se originado no cérebro. Uma vez que a pesquisa contemporânea sustenta que todas as reações cerebrais, incluindo aquelas que envolvem as emoções, podem ser identificadas no âmbito químico, talvez tenhamos conseguido alterar a química do cérebro por meio do aprendizado. A literatura médica documenta exatamente uma observação como essa, que foi confirmada com base num método de "ciência rígida". Em um estudo de Jeffrey Schwartz e seus colegas da Escola de Medicina da Ucla, pacientes com transtorno obsessivo-compulsivo apresentaram melhora considerável com a psicoterapia cognitivo--comportamental. Sua melhora sintomática foi acompanhada por uma mudança em direção à normalidade da atividade metabólica cerebral, medida por um método de escaneamento chamado Positron Emission Tomography (PET).

A psicofarmacologia, ramo da medicina que utiliza fármacos no tratamento de transtornos psicológicos, é responsável por um pensamento muito anticientífico quando afirma que pode curar um transtorno emocional alterando a química cerebral associada a esse transtorno. Entretanto, isso não é mais verdadeiro do que dizer que a causa da pneumonia é a febre. Identificar a forma química de um estado clínico não é o mesmo que estabelecer sua causa. Podemos identificar um sintoma, e não a sua causa. Desse modo, tratar a depressão com medicamentos antidepressivos pode ser uma forma terapêutica ruim para alguns pacientes, pois assim o sintoma está sendo eliminado sem que sua causa seja identificada.

A experiência com TMS indica que, se um sintoma produzido no âmbito emocional for removido de forma artificial com um fármaco ou um placebo, uma de duas coisas pode acontecer: o sintoma pode retornar quando o medicamento for retirado ou, o que é mais problemático, algum distúrbio vai se desenvolver para tomar o seu lugar, seja emocional ou físico. O paciente mencionado no Capítulo 1 teve sua depressão controlada por uma medicação apenas para sofrer uma recorrência de sua forte dor nas costas, que ele havia eliminado anteriormente.

Os sintomas mente-corpo existem para servir a um propósito. Se você detiver esse propósito, eliminando o sintoma sem lidar com sua causa, o cérebro simplesmente encontrará um sintoma ou um distúrbio substituto.

Uma classificação dos distúrbios físicos emocionalmente induzidos

Mente-corpo e *psicossomático* são termos sinônimos. Em meus livros anteriores, não usei o termo *psicossomático* porque as pessoas acreditam que ele representa algo "imaginário" e que uma pessoa que afirma ter sintomas psicossomáticos é fraca ou inadequada. Acho isso particularmente irônico, pois, ao que parece, as condições psicossomáticas têm ocorrência universal na sociedade ocidental. Todos nós temos reações psicossomáticas; portanto, é normal tê-las. Lembre-se:

1. Os sintomas psicossomáticos (mente-corpo) englobam um grande número de problemas físicos comuns e inofensivos, como dor de cabeça, dor de estômago, alergias e doenças da pele.
2. Todos nós experimentamos um ou mais desses sintomas no decorrer de nossa vida.
3. Eles não são imaginários, tolos, nem hipocondríacos.
4. Eles são responsáveis pela epidemia de síndromes de dor de diversos tipos que atualmente afligem o mundo ocidental, incluindo a maioria das dores nas costas, no pescoço, nos ombros e membros e muitas outras a serem descritas na Parte 2 deste livro.
5. Esses males tornaram-se problemas de saúde pública porque a medicina não reconhece que eles têm causa emocional e, portanto, é incapaz de tratá-los de modo adequado.

O termo que engloba *todos* os distúrbios físicos emocionalmente induzidos é *psicogênico*. Uma doença psicossomática é um tipo de manifestação psicogênica. Segue-se uma classificação dos processos psicogênicos. Vou explicar cada um deles.

1. Distúrbios regionais psicogênicos (de conversão, histéricos)
2. Intensificação psicogênica dos sintomas
3. Redução ou supressão psicogênica dos sintomas
4. Sintomas psicóticos (delirantes)
5. Distúrbios psicossomáticos (mente-corpo)

DISTÚRBIOS REGIONAIS PSICOGÊNICOS (DE CONVERSÃO, HISTÉRICOS)

Allan Walters, neurologista canadense, sugeriu o uso do termo *dor regional psicogênica* no lugar de *dor histérica*, o termo tradicional usado pela primeira vez por Freud e seus colegas, pois muitos pacientes claramente não eram histéricos, embora a causa de sua dor fosse emocional. O termo *conversão* também foi usado na época de Freud, implicando que um estado emocional havia sido convertido em um estado físico. Nesta categoria, os estados emocionais acarretam sintomas nos sistemas motor e sensorial e nos órgãos de sentidos especiais sem produzir alteração fisiológica no corpo, como pode ser visto na Figura 1.

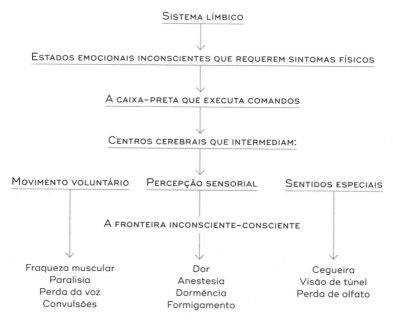

Figura 1
Um modelo para distúrbios regionais psicogênicos (de conversão, histéricos)

Nesta representação, o sistema límbico engloba toda a matéria cerebral que gera emoções; as células cerebrais que compõem o sistema límbico estão entre as mais importantes nessa categoria. Dessas estruturas cerebrais vêm os estados emocionais inconscientes descritos no Capítulo 1, que demandam sintomas físicos. A "caixa-preta" refere-se àquela parte ainda não identificada do cérebro, e o processo que lá ocorre estimula a atividade nos centros cerebrais que irão produzir uma entre várias reações anormais no sistema motor, no sistema sensorial ou nos sentidos especiais (como visão e audição). Esses sintomas são percebidos apenas como resultado da atividade cerebral; não há nenhuma reação identificável no corpo para explicá--los. Eles eram comuns na época de Freud, mas são observados com muito menos frequência hoje, provavelmente porque não estão mais na moda.

Edward Shorter, historiador da área médica da University of Toronto, deixou bem claro em seu livro *From Paralysis to Fatigue* [Da paralisia à fadiga] que a escolha dos sintomas mente-corpo é baseada no que está em voga na época e no que foi legitimado como "físico" pelos médicos.

INTENSIFICAÇÃO PSICOGÊNICA DOS SINTOMAS

O medo ou a ansiedade podem piorar qualquer sintoma. Este é o único processo psicogênico em geral aceito na medicina. É comumente chamado de "sobreposição psicológica".

Infelizmente, essa ideia também é usada para explicar um distúrbio conhecido como dor crônica, conceito do qual discordo fortemente. Isso é discutido na Parte 2 deste livro.

REDUÇÃO OU SUPRESSÃO PSICOGÊNICA DOS SINTOMAS

Refere-se a uma redução ou mesmo à supressão de um sintoma como a dor. A supressão ou a redução psicogênica raramente é diagnosticada na vida comum, pois a dor e outros sintomas são, em geral, acompanhados por diferentes níveis de sofrimento emocional. Por outro lado, um dos primeiros estudiosos da dor, Henry Beecher, durante a Segunda Guerra Mundial, observou que, muitas vezes, soldados gravemente feridos precisavam de pouca ou nenhuma morfina para controlar a dor. Os soldados ficavam tão felizes por estarem vivos, embora estivessem feridos com gravidade, tão aliviados porque não voltariam a enfrentar o horror do campo de batalha, e porque então receberiam cuidados, que sentiam pouca ou nenhuma dor. Isso é notável, e é mais uma demonstração do poder da mente. Ferimentos de magnitude semelhante em civis seriam acompanhados de grande ansiedade e da necessidade do uso de fortes doses de morfina.

Sintomas psicóticos (delirantes)

Assim como os sintomas regionais psicogênicos, estes são elaborados inteiramente no cérebro como resultado de uma doença mental grave. Não tenho experiência com eles, mas estão incluídos aqui porque são psicogênicos.

Distúrbios psicossomáticos (mente–corpo)

Estes distúrbios, descritos na Parte 2, são:

A síndrome da tensão mioneural (TMS)
A maioria das dores lombares e das dores nas pernas
A maioria das dores no pescoço, no ombro e no braço
Possível dor ou fraqueza nos nervos cranianos (quinto
  e sétimo nervos cranianos)
Fibromialgia
Mialgia tensional
Síndrome da dor miofascial
Síndrome da articulação temporomandibular
A maioria das síndromes de tendinite
Síndrome do túnel do carpo
Lesão por esforço repetitivo
Distrofia simpático-reflexa
Síndrome pós-poliomielite
A maioria das dores crônicas
A maioria dos sintomas da chamada síndrome da fadiga
  crônica
A maioria dos sintomas da síndrome de Epstein-Barr

Os equivalentes da TMS
Distúrbios gastrointestinais
Distúrbios do sistema circulatório
Doenças da pele
Distúrbios do sistema imunológico
Distúrbios geniturinários
Distúrbios benignos do mecanismo cardíaco
Distúrbios diversos

Distúrbios nos quais as emoções podem desempenhar algum papel
Distúrbios autoimunes
Câncer
Distúrbios cardiovasculares

A neurofisiologia dos distúrbios psicogênicos

Eis a premissa básica: os estados emocionais são capazes de produzir sintomas físicos, com ou sem alteração fisiológica de tecidos específicos do corpo.

A maioria dos médicos contemporâneos, incluindo muitos psiquiatras, não acredita que isso ocorra. Na verdade, os pesquisadores da área médica, muitas vezes, se esforçam muito para refutar a causa psicogênica. Um bom exemplo disso é a recente descoberta de que algumas pessoas com úlceras pépticas no estômago abrigam uma bactéria, a *Helicobacter pylori*. Os médicos concluíram que essa bactéria, e não o estresse, é a causa das úlceras.

A verdade é que a presença dessa bactéria não muda o fato de que os fatores emocionais preparam o terreno para a úlcera. Já tive muitos pacientes que passaram da dor musculoesquelética para os sintomas de pré-úlcera e úlcera e vice-versa, com os progenitores emocionais muitas vezes definidos de forma clara.

COMO AS EMOÇÕES PRODUZEM SINTOMAS FÍSICOS?

Uma vez que a ciência médica ainda não desvendou o mistério de como o cérebro de fato funciona, não sabemos a resposta para essa pergunta. Podemos fazer perguntas semelhantes que também desafiam esta explicação: como o cérebro pensa, como ele produz e compreende a linguagem, como cria? Em outras palavras, no nível mais fundamental, ainda não entendemos completamente a função cerebral.

A ciência médica, portanto, não pode descartar a ideia de que, em adição à fala, à cognição e à criatividade, o cérebro também pode *causar* sintomas físicos.

A NEUROFISIOLOGIA DOS DISTÚRBIOS REGIONAIS PSICOGÊNICOS (DE CONVERSÃO, HISTÉRICOS)

No estudo dos distúrbios físicos psicogênicos, os pacientes são o laboratório. A Figura 1 (na página 65) mostra que o processo é iniciado por um estado emocional inconsciente. A "caixa-preta", então, estimula áreas do cérebro que controlam o movimento voluntário e/ou a percepção de sensações vindas do corpo ou aquelas que têm a ver com os sentidos especiais — como visão, audição, paladar e olfato. O ponto crucial é que os sintomas não são o resultado de danos ou de doenças em partes específicas do corpo. Eles são percebidos como fraqueza, dor, dormência ou cegueira apenas porque as células cerebrais apropriadas foram "acionadas". Isso é conhecido como reação de conversão. Um conjunto de células cerebrais é estimulado à atividade por outras células cerebrais; neste caso, as células estimulantes são as que têm a ver com emoções inconscientes poderosas.

Freud foi o primeiro estudioso a descrever os sintomas de conversão, embora ele não tenha especulado sobre o processo cerebral que poderia causá-los. Seu reconhecimento da capacidade que os fenômenos emocionais têm de produzir sintomas físicos é uma das observações científicas mais importantes da era moderna.

Os sintomas regionais psicogênicos não produzem alterações fisiológicas no organismo. Todo o processo ocorre no telencéfalo do cérebro.

A NEUROFISIOLOGIA DOS DISTÚRBIOS MENTE-CORPO (PSICOSSOMÁTICOS)

A Figura 2 (página 70) mostra que o processo preliminar na evolução de um distúrbio mente-corpo é o mesmo de uma doença regional psicogênica. Embora alguns pesquisadores tenham especulado que estados psicológicos específicos induzem a manifestações físicas específicas, essa não tem sido minha experiência. Meus pacientes demonstraram que a psicologia implícita é a mesma para conversão e distúrbios mente-corpo. É como se o cérebro tivesse decidido que os sintomas de conversão não eram mais convincentes como doença, e então tivesse começado a produzir processos nos quais havia alterações fisiológicas óbvias. Isso foi feito envolvendo-se os sistemas autônomo e imunológico na produção dos sintomas. A parte do cérebro conhecida como hipotálamo é essencial nesse processo. O resultado é a TMS e todos os equivalentes que citei. Os sintomas resultantes de disfunções do sistema imunológico refletem reação demais ou de menos a invasores estranhos, como polens ou bactérias. O excesso de reação resulta em reações alérgicas, e a escassez dela, em suscetibilidade a doenças como resfriados frequentes ou infecções do trato urinário ou causadas por leveduras.

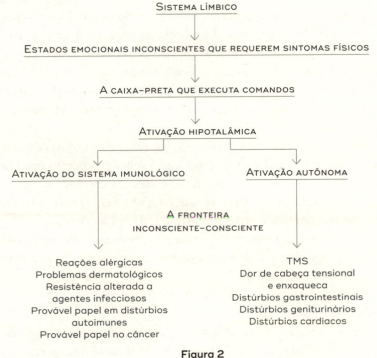

Figura 2
Um modelo para distúrbios mente-corpo (psicossomáticos)

O mito da somatização

Na 4ª edição do *Manual diagnóstico e estatístico de transtornos mentais (DSM-IV)*, o termo *psicossomático* não aparece na seção sobre sintomas físicos de origem psicológica. Isso porque a maioria dos psiquiatras não acredita que as emoções estimulem processos fisiológicos. Preferem os termos *somatização* e *transtorno somatoforme*. Os princípios médicos são, portanto, estabelecidos por meio de um acordo da maioria, e não por evidências científicas. A maioria dos psiquiatras rejeita a ideia de que fenômenos inconscientes levam a sintomas físicos, daí a definição no *DSM-IV*, mas é precisamente isso o que meu trabalho demonstrou. O *DSM-IV* define *somatização* como uma "tendência a experienciar e comunicar distúrbios e sintomas somáticos *não explicados pelos achados patológicos*" [grifo meu]. Meus pacientes ficariam irados com a simples sugestão de que não haveria base real para sua dor. Eles têm sintomas físicos reais produzidos por uma alteração fisiopatológica real de seus músculos, nervos e tendões, entretanto, sabem que o processo é induzido no âmbito psicológico porque a dor desaparece quando eles confrontam as razões emocionais para ela.

A rejeição ao papel dos fenômenos emocionais inconscientes faz parte da tendência atual de ataques a Freud. A psiquiatria contemporânea (exceto pela maioria dos psicanalistas) prefere usar fármacos e técnicas comportamentais para tratar pacientes em vez de se envolver na atividade "caótica" de explorar o inconsciente da pessoa. Isso é bem lamentável, porque é justamente no inconsciente que esses distúrbios físicos começam. O uso de remédios e a psicologia comportamental apenas colocam a tampa numa panela de pressão com um conteúdo deteriorado que está prestes a explodir. Eles não fazem nada quanto aos ingredientes problemáticos.

A fisiopatologia da TMS

No Capítulo 1, eu expliquei que o objetivo dos sintomas psicogênicos é desviar a atenção dos fenômenos emocionais e focalizá-la no corpo. Todos os distúrbios mente-corpo discutidos neste livro servem a esse propósito, mas as diversas manifestações da TMS são, de longe, as mais comuns.

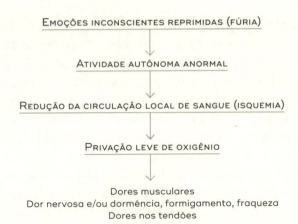

Figura 3
A fisiopatologia da TMS

Como o cérebro induz a TMS?

Evidências laboratoriais e clínicas sugerem que o cérebro opta por trabalhar por intermédio do sistema nervoso autônomo, a subseção do sistema nervoso central que controla as funções involuntárias do corpo, incluindo a circulação do sangue. Ao restringir levemente o fluxo de sangue para os tecidos-alvo, ele reduz o oxigênio disponível. Se o alvo é um músculo ou um tendão, o resultado é dor, e se um nervo estiver envolvido, o resultado é dor, dormência, formigamento e, talvez, fraqueza.

A teoria da privação leve de oxigênio como o fundamento para os sintomas foi baseada nas primeiras observações de que os pacientes, em geral, experimentavam alívio temporário da dor com a fisioterapia, que consistia em ondas sonoras de alta frequência, massagem e exercício ativo. Como todos esses tratamentos tendem a aumentar o suprimento sanguíneo local, níveis reduzidos de oxigênio parecem ser os responsáveis.

Já houve alguma confirmação laboratorial dessa hipótese. Mais de vinte anos atrás, pesquisadores observaram evidências microscópicas de privação leve de oxigênio nas células musculares de pessoas com dor nas costas. Cerca de dez anos atrás, um grupo de pesquisadores suecos reportou evidências de níveis reduzidos de oxigênio nos músculos de pessoas com fibromialgia (a fibromialgia é uma forma de TMS). Em um segundo artigo, eles relataram que o bloqueio dos nervos simpáticos (parte do sistema autônomo) que chegam aos músculos com dor em pacientes com fibromialgia fazia a dor desaparecer. O bloqueio nervoso permitiu que o suprimento sanguíneo dos músculos voltasse ao normal.

O estudo mais recente publicado por esse grupo mostrou que os músculos doloridos no topo do ombro (trapézio) tinham menos oxigênio do que o normal quando exercitados. A descrição do estado clínico dos pacientes estudados sugere que eles tinham TMS. Como muitos dos equivalentes da TMS são mediados por meio do sistema autônomo, é lógico que a TMS também seja. Soma-se a essa conclusão o fato de que a pressão alta também ocorre por meio da atividade autônoma, e acumulam-se evidências de que a pressão alta é, em muitos casos, resultado de emoções reprimidas.

Se pesquisas demonstrassem alguma outra patologia dolorosa induzida de modo autônomo, eu não ficaria incomodado. O importante não é o método que o cérebro usa para produzir sintomas, mas, sim, o fato de que o cérebro *está* induzindo sintomas. Eu me concentrei no conceito de privação de oxigênio porque é o conceito mais lógico disponível e porque há evidências laboratoriais para isso.

Como uma leve alteração na oferta de oxigênio pode envolver músculos, nervos ou tendões, um grande número de sintomas se enquadra nesse diagnóstico.

A UNIVERSALIDADE DOS DISTÚRBIOS MENTE-CORPO

Uma cruel ironia é que a causa dos distúrbios mais comuns não é reconhecida nem rejeitada pelos prestadores de cuidados médicos. A maioria das doenças que nos afligem é de natureza mente-corpo (psicossomática). Vejamos os números de consultas médicas compilados para 1992 pelo National Center for Health Statistics [Centro Nacional de Estatísticas de Saúde] dos Estados Unidos:

Dor de garganta . . . . 17 milhões
Dor nas costas . . . . 14 milhões
Dor de estômago . . . . 12 milhões
Dor de cabeça . . . . 10 milhões

Com base na minha experiência, afirmo que dor nas costas, dor de estômago e dor de cabeça quase sempre têm origem no âmbito psicológico. As infecções das vias respiratórias superiores são fortemente influenciadas por fatores emocionais que reduzem ou aumentam a eficiência do sistema imunológico para que este possa resistir a uma infecção ou superá-la.

É importante que as pessoas saibam que os processos físicos induzidos no âmbito emocional são normais. A razão é clara. Todos nós sofremos os estresses e as tensões da vida cotidiana, sobretudo se tentamos ser conscienciosos e bons. Pessoas "normais" estão o tempo todo sob pressão e sempre gerando raiva-fúria inconsciente.

Se você encontrar alguém que nunca tenha experimentado um desses problemas de saúde comuns, terá encontrado uma rara pessoa que nunca teve um sintoma mente-corpo.

O trabalho de Candace Pert e companhia

Uma discussão sobre as manifestações clínicas teóricas e práticas do fenômeno mente-corpo seria incompleta sem a enorme contribuição de Candace Pert. Foi dela a sugestão de unir as palavras *mente* e *corpo*. A meu ver, ela e seus colaboradores fizeram o mais empolgante trabalho neste campo. Tem particular importância o fato de ela ser uma cientista de laboratório, praticante da "ciência rígida".

Até onde eu sei, o grupo de pesquisas dela foi o primeiro a falar sobre a bioquímica das emoções.

Substâncias químicas chamadas neuropeptídeos têm uma conexão com receptores específicos, como uma chave e uma fechadura. Por exemplo, a morfina reduz a dor porque se conecta a receptores no corpo que reduzem a dor, ativando-os. Há receptores para sentimentos de fúria, alegria, fome, dor, prazer, tristeza e para todas as emoções, bem como para reações físicas como apetite, comportamento sexual e equilíbrio hídrico.

O sistema límbico, no cérebro (ver figuras 1 e 2), é um importante centro de emoções. Duas estruturas desse sistema, a tonsila do cerebelo (ou amígdala) e o hipotálamo, são particularmente ricas em receptores de neuropeptídeos.

De acordo com a doutora Pert, "o padrão notável de distribuição de neuropeptídeos em áreas do cérebro reguladoras do humor, bem como seu papel na mediação da comunicação em todo o organismo, torna os neuropeptídeos os candidatos óbvios para a mediação bioquímica da emoção".

Os neuropeptídeos têm sido encontrados em muitos locais, como o baço e a medula espinhal. Os monócitos, que são células do sistema imunológico, carregam receptores de neuropeptídeos e viajam por todo o corpo.

O estudo sobre os neuropeptídeos e seus receptores indica que existe uma rede na qual informações de todos os tipos, inclusive informações emocionais, circulam pelo corpo inteiro, permitindo que órgãos e sistemas afetem uns aos outros. A distinção entre cérebro e corpo está desaparecendo, pois as funções que se acreditava serem originadas exclusivamente no cérebro agora são encontradas em outros lugares, e vice-versa. Sabe-se agora que a insulina, que se pensava ser produzida apenas no pâncreas, é produzida e armazenada no cérebro, e há grande concentração de receptores de insulina no sistema límbico.

Esta é uma pesquisa magnífica que certamente revelará mais coisas. No entanto, ainda temos a "caixa-preta", aquele domínio misterioso que levanta tantas questões. Como o cérebro faz o que faz? Qual é o processo que permite que nos comuniquemos uns com os outros? Como pensamos? Como as emoções são elaboradas? Como o cérebro decide produzir uma reação psicossomática e escolhe sua localização?

Essas perguntas provavelmente não podem ser respondidas pela ciência laboratorial. Talvez exijam uma nova epistemologia, isto é, uma nova forma de pensar e estudar tais questões. Enquanto isso, devemos prosseguir da melhor forma possível, fazer nossas observações, testá-las e usá-las, mesmo que não possamos explicar exatamente como as coisas funcionam. Benjamin Franklin disse, certa vez: "[...] tampouco é de grande importância que conheçamos a forma pela qual a natureza executa suas leis; basta conhecer as próprias leis".

Tendo em mente o trabalho da doutora Pert, se observarmos as figuras 1 e 2, poderemos facilmente entender como uma emoção pode estimular um distúrbio físico, tanto por meio do sistema nervoso autônomo quanto por intermédio da alteração da função imunológica. Não é algo hipotético. Acontece. Só é difícil explicar os fundamentos no âmbito da "caixa-preta".

Vamos agora dar uma olhada nesses distúrbios mente-corpo comuns.

PARTE 2

As manifestações físicas dos distúrbios mente-corpo

3. INTRODUÇÃO À SÍNDROME DA TENSÃO MIONEURAL: MANIFESTAÇÕES NA REGIÃO LOMBAR E NAS PERNAS

O processo que produz dor na TMS pode envolver três tipos de tecidos: músculo, nervo e tendão. Quanto aos músculos, o cérebro opta por atingir apenas os chamados músculos posturais — os músculos do pescoço, dos ombros e das costas inteiras. Alguns são atingidos com mais frequência que outros. De um modo lógico, os nervos atingidos se encontram dentro e ao redor dos músculos escolhidos para um ataque. Por exemplo, quando os músculos lombares ou as nádegas são o alvo, os nervos espinhais lombares e/ou o nervo ciático também podem estar envolvidos. A TMS é imprevisível: às vezes, atinge apenas os músculos; outras vezes, só alguns nervos. Qualquer tendão do corpo pode ser um alvo. Alguns tendões são mais frequentemente atingidos que outros. Com o surgimento das lesões por esforço repetitivo, estamos encontrando e diagnosticando muito mais problemas tendinosos.

Dor lombar e dor nas pernas

Estatisticamente, a TMS tem ocorrência mais comum na região lombar; uma ou ambas as pernas podem estar envolvidas em determinado momento. A dor pode aparecer de repente, enquanto você está praticando alguma atividade física, ou gradualmente, sem nenhum motivo óbvio. Muitas vezes, os pacientes relatam ter ouvido um estalo quando a dor teve início, mas nunca encontramos nenhuma evidência de um desarranjo estrutural que o justificasse; em geral, ocorre quando os músculos da região lombar são os principais envolvidos. Embora você já tenha feito muitas vezes a mesma atividade física antes, a fisgada repentina de dor faz com que acredite que ela é a causa da dor e que você se machucou. A dor pode afetar os músculos de um lado ou de ambos os lados da área lombar e/ou mais para baixo, incluindo a parte superior da nádega e, às vezes, estendendo-se para a área do quadril. O envolvimento da musculatura lombar pode inclinar o tronco para um lado.

A dor lombar pode ser excruciante, dando a impressão de que os músculos estão em espasmos, como se fosse uma contração apertada do músculo que não quer se soltar. A maioria das pessoas sente isso como cãibras nas pernas; em geral, no músculo da panturrilha. As cãibras nas pernas podem ser aliviadas e até desaparecer por meio do alongamento do músculo envolvido. Infelizmente, no entanto, a TMS não pode ser interrompida com o alongamento, e é por isso que as pessoas que sofrem ataques da TMS temem uma recorrência. Os espasmos podem persistir por horas ou se repetir por dias, e só podem ser controlados com analgésicos fortes. A dor nas costas e nas nádegas é resultado de algo que acontece no músculo. Quando o espasmo cessa, você pode continuar a ter uma dor surda (dor contínua de leve intensidade) ou sentir uma ardência ou uma pressão. A rigidez que persiste faz parte da mesma síndrome e pode durar semanas ou meses.

Os músculos eretores da espinha (ou paraespinhais lombares) e dos glúteos, em geral, estão envolvidos na dor lombar e na dor nos glúteos. Raramente, os músculos que formam o assoalho da pelve, na área conhecida como períneo (entre os órgãos genitais e a abertura anal), são atingidos pela TMS. Isso é assustador para o paciente e intrigante para o médico, mas não é motivo de preocupação, pois é uma manifestação clássica da TMS.

A dor na perna, em geral unilateral, mas às vezes de ambos os lados, pode começar na nádega e irradiar pela face externa da coxa e ir da perna até o pé, ou pode descer pela parte de trás da coxa e, depois, irradiar para a frente da perna e para o dorso do pé. Em alguns casos, a dor irradia para a virilha e para a coxa anterior superior e, muito ocasionalmente, para o escroto ou a vulva. Há muitos padrões diferentes de envolvimento: às vezes a coxa ou toda a perna é poupada, e nesse caso a dor ocorre apenas na planta ou no dorso do pé.

Essa grande variabilidade de localização é característica da TMS e é muito mais bem explicada pela TMS do que por um diagnóstico estrutural.

Além da dor na perna, sensações de dormência ou de formigamento são muito comuns — e assustadoras. Ainda mais perturbadora é a sensação de fraqueza em várias partes da perna. Às vezes, vemos demonstrações concretas de força muscular reduzida —o joelho que cede e se dobra, a dificuldade para elevar a parte anterior do pé (pé caído) ou a dificuldade de ficar em pé sobre os dedos dos pés. Estes são elementos comuns na TMS e não devem ser motivo de preocupação.

A dor nas pernas pode ser aguda, surda, profunda ou ardente e, muitas vezes, é severa; alguns pacientes descrevem sensações de pressão ou rigidez.

Enquanto a dor lombar e a dor nas nádegas se devem ao envolvimento muscular, os sintomas nas pernas são resultados da inclusão de um ou mais nervos no processo patológico. Qualquer desvio do normal nos tecidos do corpo é chamado de patológico, seja leve ou severo, benigno ou maligno. No caso da TMS, o processo é invariavelmente benigno, embora os sintomas possam ser extremamente severos. Em alguns casos, a dor da TMS é tão generalizada, variável e intensa que parece impossível atribuí-la a uma anomalia estrutural, como um disco herniado, por exemplo. No entanto, é comum sua ocorrência.

Os nervos envolvidos na dor lombar e na dor nas pernas

Pense no sistema nervoso como uma rede elétrica de um tipo especial: há fios (fibras nervosas) que saem do cérebro, descem pela medula espinhal e se conectam com outros fios que vão para os músculos, levando mensagens para estimular o movimento. Esses fios são conhecidos como fibras nervosas motoras (ou *eferentes*, segundo a terminologia atual). O que há de especial no sistema nervoso, porém, é que outras fibras nervosas correm na direção oposta, vindas da pele, dos músculos, das articulações, dos tendões, todas transportando mensagens sensoriais de dor, temperatura, posição de partes do corpo e muitas outras sensações de volta ao cérebro para que ele possa saber o que está acontecendo e o que deve fazer. São as chamadas fibras nervosas sensitivas (ou *aferentes*, segundo a terminologia atual). Os nervos espinhais saem da medula espinhal, passam por toda a sua extensão, do pescoço ao sacro (no final do cóccix), e são compostos de fibras nervosas motoras e sensitivas, transportando mensagens do cérebro e para o cérebro.

É importante conhecer a relação anatômica entre os discos intervertebrais da coluna vertebral e os nervos espinhais que estão próximos a eles. Os discos estão interpostos entre os corpos dos ossos da coluna vertebral para atuar como amortecedores e facilitar a torção. Assim, a localização de um disco é identificada pelos dois corpos vertebrais entre os quais ele se encontra; por exemplo, há o disco lombar 4-lombar 5 (L4-L5). (Há sete ossos cervicais na coluna vertebral, doze ossos torácicos e cinco lombares.)

Em qualquer nível da coluna vertebral, os nervos saem da medula espinhal, um de cada lado, passando por um dos discos intervertebrais. Os nervos espinhais lombares 5 passam pelo disco L4-L5. Os nervos espinhais sacrais 1 passam pelo disco localizado entre o quinto e último corpo vertebral e o sacro, o disco L5-S1.

Essa proximidade anatômica é fonte de muitos problemas; se o paciente tem uma hérnia de disco L4-L5 e manifesta dor nas pernas, essa dor é invariavelmente atribuída à hérnia, embora, com base em minha experiência, eu possa afirmar que ela raramente é a responsável. Este diagnóstico é a base para uma grande quantidade de cirurgias nas costas.

Se os músculos lombares são o local de envolvimento da TMS, os nervos que podem estar envolvidos são os nervos espinhais lombares. Por exemplo, digamos que o nervo espinhal lombar que inerva a virilha, L1, esteja envolvido no processo de TMS; ele está um pouco desprovido de oxigênio. Ele não contém fibras motoras envolvidas com a TMS, mas as fibras sensitivas dizem ao cérebro o que está acontecendo na área da virilha. Quando as fibras sensitivas são privadas de oxigênio, diversos sintomas podem ocorrer, incluindo dor de todos os tipos, sensações de queimação ou pressão, dormência ou formigamento. Qualquer um desses sintomas na virilha e, às vezes, no escroto ou na vulva informa que o nervo espinhal L1 desse lado está envolvido.

Os nervos espinhais de L2, L3 ou L4 transportam fibras motoras importantes para os músculos anteriores da coxa (quadríceps). Se um ou mais desses nervos espinhais estiverem envolvidos, o reflexo tendíneo no joelho (reflexo patelar) pode ser fraco ou ausente. O músculo quadríceps também pode estar fraco. L4 contribui com L5 para os músculos que elevam o pé e os dedos dos pés, o que ajuda a evitar tropeços durante a caminhada. A fraqueza desses músculos resulta no pé caído. O pé caído parcial ou total é muito comum na TMS. Os nervos espinhais lombares de 2 a 5 fornecem função sensorial para a parte da frente e os lados da perna. A dor na região anterior e na lateral da coxa é frequentemente chamada de meralgia parestésica — é um nome descritivo, embora ninguém saiba sua causa. Essa dor é muito claramente uma manifestação da TMS.

Se alguém tem uma hérnia de disco no nível mais baixo — o disco L5-S1, que pode afetar S1, o primeiro nervo espinhal sacral — e sente dor ou outras anormalidades sensoriais que envolvem a parte frontal da perna, deve-se presumir que a patologia do disco não é responsável pela dor, porque o S1 inerva a parte de trás da perna. Por outro lado, pessoas com hérnia de disco em L4-L5 — que afeta o quinto nervo espinhal lombar, L5 — com frequência apresentam dor na parte de trás da perna, o que prova, mais uma vez, que a patologia discal não é responsável pela dor, pois a parte de trás da perna é suprida pelos nervos espinhais S1 e S2, e *não* por L5. Com frequência a TMS envolve nervos espinhais e é a causa da dor nesses casos.

Tais discrepâncias diagnósticas foram o que, a princípio, me sugeriu que a hérnia de disco poderia não ser a causa da dor. Às vezes a localização da hérnia e os sintomas coincidem. Isso pode ser mais do que coincidência, pois passei a acreditar que o cérebro inteligente está ciente da existência da hérnia e escolhe de propósito localizar os sintomas na área adequada.

Ciático

Outro nervo periférico notório costuma estar envolvido na dor nas pernas da TMS — o ciático. O termo *ciático* é familiar a todos; embora médicos e pacientes o usem como diagnóstico, ele se refere apenas à dor na perna. Os pacientes são informados, com muita frequência, que uma hérnia de disco está pressionando o nervo ciático, produzindo dor. Trata-se de uma impossibilidade anatômica. O que o médico quer dizer é que o material do disco herniado está pressionando um dos nervos espinhais, que envia um ramo para o nervo ciático. Cinco nervos espinhais enviam ramos para o nervo ciático — L3, L4, L5, S1 e S2. A lógica neurofisiológica sugere que, embora a compressão contínua de um nervo possa ser dolorosa por um curto período de tempo, logo resultaria em perda total da sensibilidade, pois o nervo não poderia continuar a funcionar sob a compressão persistente. Na prática, descobri que os nervos espinhais lombares mais baixos e/ou o próprio nervo ciático, muitas vezes, estão implicados no processo de TMS, e que é a privação de oxigênio, não a compressão nervosa, que causa os sintomas. É por isso que as pessoas com dores "ciáticas" identificam dor em muitas partes diferentes da perna, em padrões muito diferentes, às vezes mudando de um lado para o outro. Uma anomalia estrutural, como uma hérnia de disco, não poderia produzir tal quadro clínico. Muitos pacientes com dores ciáticas não apresentam anomalias estruturais demonstráveis em radiografia ou em exames de imagem.

Como posso ter certeza de que é a TMS, e não o disco ou alguma outra anomalia estrutural, que está causando a dor? Ao longo de muitos anos atendi milhares de pacientes com anomalias discais e outras estruturais, os quais haviam sido informados de que tais alterações eram responsáveis pela dor. Suas anamneses e seus exames físicos sugeriram o diagnóstico de TMS; essas pessoas foram tratadas de acordo e tiveram rápida melhora, muitas vezes, depois de semanas ou meses de dor incapacitante.

Condicionamento pavloviano – programação

Uma das características clínicas mais importantes da TMS é a tendência dos pacientes a desenvolver um padrão específico de dor que engloba a hora do dia ou da noite em que sentirão dor, as atividades ou as posturas que podem provocá-la e as coisas que podem ou não ser feitas.

São reações programadas. Elas se desenvolvem de forma automática e inconsciente por associação, assim como ocorre no estudo de Pavlov com os cães, que aprenderam a associar a apresentação da comida ao som de uma sineta. Depois que os cães eram programados, o cientista só precisava tocar a sineta que eles já começavam a salivar. Os seres humanos são tão programáveis quanto os animais. Alguns desses padrões são muito comuns, outros são bizarros. Por exemplo, é bem impressionante o fato de um número elevado de pacientes que sofrem de dor lombar não conseguir permanecer sentado sem sentir uma dor intensa depois de apenas alguns minutos. Alguns podem tolerar certos tipos de cadeiras, mas não outros. Muitos não aguentam ficar sentado em um carro, em particular no banco do motorista. Outro paciente com dor no mesmo local pode relatar que até consegue ficar sentado por um tempo, mas que a dor tem início poucos minutos depois de se pôr em pé e começar a lidar com seus afazeres. Qualquer um desses problemas pode atrapalhar a vida diária de uma pessoa. Alguém com dor na região lombar superior, que não fica nem perto da parte anatômica usada ao sentar-se, pode se queixar da mesma coisa.

Tornou-se claro ao longo dos anos que o desenvolvimento de padrões, presente em todos os pacientes com TMS, é resultado de um condicionamento semelhante ao pavloviano ou, para usar uma palavra mais moderna, programação. Associamos de forma muito rápida e inconsciente essas atividades, as posturas e os horários do dia e da noite com o início da dor. Como os cães de Pavlov, que associavam o som da sineta à apresentação da comida, associamos diversos fenômenos ao início da dor.

Alguns padrões comuns:

1. Você acorda se sentindo muito bem, mas a dor piora com o passar do dia; à noite, você mal consegue andar.
2. As manhãs são piores; você luta para sair da cama. Um banho quente faz você se sentir um pouco melhor e, na hora de sair para o trabalho, você consegue se movimentar sem sentir dor; à medida que o dia passa, você se sente cada vez melhor.
3. Você se sente muito bem durante o dia, mas as noites são terríveis; você deita e se levanta a noite toda e não consegue encontrar uma posição confortável; tomar comprimidos todas as noites tornou-se um hábito.

4. Você dorme bem à noite, mas a dor durante o dia é terrível.

5. Todas as noites você acorda exatamente às três da manhã com fortes dores; você pode regular o relógio pelo ataque da dor; nunca falha.

6. Você tem um caminhão com o qual trabalha e consegue carregá-lo e descarregá-lo o dia inteiro sem sentir nenhuma dor; contudo, você sente uma dor intensa, por exemplo, ao inclinar-se sobre a pia para se barbear.

7. Ficar parado no mesmo lugar sempre provoca a dor; é terrível esperar na fila do supermercado.

8. Assim que você entra na quadra de tênis, antes mesmo de lançar a bola, a dor começa.

9. Você pratica windsurfe, mas não consegue sentar-se em uma cadeira macia.

10. Você caminha apenas uma quadra e já começa a sentir dor; no entanto, consegue jogar e lançar a bola em 18 buracos de golfe sem sentir dor alguma.

11. Você está bem quando monta a cavalo, mas sente dor ao subir uma escada.

12. Você consegue fazer trilha nas montanhas por duas horas sem sentir dor, mas andar em locais pavimentados é muito doloroso.

Veja a seguir um trecho de uma carta que descreve muito bem o processo de programação.

Dois meses depois de passar por seu programa, meus sintomas tinham sumido quase por completo. Porém, muito mais importante foi o desaparecimento do meu medo constante de me machucar. Talvez o momento em que eu percebi que havia sido "curado" foi quando eu tive coragem de usar a bicicleta ergométrica que estava acumulando pó num canto do meu quarto fazia anos. No passado, toda vez que eu tentava usá-la, por um minuto que fosse, minhas costas incomodavam durante dias ou semanas. Nem um quiroprático nem um ortopedista me deram uma explicação para isso, pois eu podia andar numa bicicleta de dez marchas (quando minhas costas não estavam incomodando muito) sem nenhum problema, mesmo que ficasse curvado naquela posição costumeira que tinham me alertado que evitasse. Você me ensinou que minha aversão à bicicleta ergométrica era uma resposta condicionada, que eu acreditava que havia me machucado nela uma vez e achava que me machucaria mais se tentasse de novo.

Depois de algumas semanas repassando os lembretes mentais diários, e dando umas olhadas de soslaio para o aparelho "culpado", eu estava pronto. Na primeira vez que tentei, embora tenha pedalado apenas cinco minutos, soube que o pesadelo havia acabado. Naquela altura, eu estava bem convencido de que nada ia me acontecer e de que eu só precisava tentar. Claro, foi exatamente isso. Fui aumentando depressa o tempo e a velocidade no aparelho; admito que me encantei tanto com essa liberdade recém-descoberta que, durante algum tempo, fiquei meio obcecado por ela.

O medo, a desinformação e a incapacidade dominam nossas crenças relativas à dor nas costas a tal ponto que não é de admirar que nos tornemos programados para desenvolver dor em associação a uma ampla variedade de fenômenos. Não está claro quando e como a programação ocorre, exceto que isso acontece logo após o início da dor. A programação é uma parte real e muito importante do quadro clínico e deve ser uma fonte de tranquilidade para as pessoas com dor nas costas, porque o padrão de dor é o produto do condicionamento — não uma condição patológica. Em outras palavras, sentar-se não causa dor porque sentar-se faz mal para as costas — esta é uma impressão equivocada. A dor começa nesse momento porque o início dela é programado. Felizmente, essa programação é reversível. Meus pacientes ficam descondicionados algumas semanas depois de começarem o programa de tratamento. As pessoas que melhoram estudando meus livros sobre TMS são descondicionadas por intermédio do conhecimento adquirido neles.

EXAME FÍSICO EM PACIENTES COM DOR LOMBAR E DOR NAS PERNAS

No início do exame, observamos como o paciente anda e fica em pé. A fraqueza em uma das pernas não é incomum, então, o paciente pode preferir uma delas. Às vezes, a fraqueza nos músculos que elevam o pé é severa o suficiente para ser detectada durante o caminhar. A inclinação do tronco para um dos lados é comum quando os músculos eretores da espinha (paraespinhais lombares) têm sido o principal ponto durante a atividade. Pedir ao paciente que dobre a cintura é sempre revelador; muitos pacientes relutam em fazê-lo porque temem que a dor possa surgir ou porque lhes disseram que curvar-se é ruim para as costas. Dos que estão dispostos a se curvar, a maioria relata que não é mais tão flexível quanto era. Embora alguns se curvem normalmente, sem medo nem dor, a maioria se queixa de dor nas costas ou nas pernas ao curvar-se.

O teste funcional da força muscular do tornozelo e do joelho é feito enquanto o paciente está ereto. Os reflexos tendinosos do joelho e do tornozelo são testados com o paciente sentado e fornecem informações sobre fraqueza motora da perna.

Na mesa de exame, a circulação nas pernas é testada por meio das pulsações no pé e no tornozelo. Investiga-se a dor por meio da palpação dos tendões ao redor dos joelhos e ao longo do trato iliotibial, o tendão longo que atravessa toda a extensão lateral da coxa e passa por trás da proeminência óssea no quadril conhecida como trocanter. Cerca de 80% dos pacientes com TMS relatam sentir dor nesse tendão, independentemente do local principal da dor (seja no pescoço, nos ombros, na parte superior das costas, na parte mediana das costas ou na região lombar). O teste de elevação da perna reta é feito apenas para verificar se o paciente consegue fazê-lo e se isso lhe causa dor. Não vejo nele valor diagnóstico.

Na posição prona,[2] toda a parte de trás é palpada em busca dos chamados pontos sensíveis. Verificou-se que em 99% dos pacientes com TMS há dor em níveis variados à palpação em ambos os lados da porção superior lateral da nádega (bilateral), sobretudo nos músculos eretores da espinha e nos músculos trapézios superiores (na parte superior dos ombros). Mais uma vez, isso ocorre independentemente do principal local de dor. É um forte indício de que o processo responsável pela dor tem origem no sistema nervoso central, no cérebro.

---

2. A posição prona é uma manobra que coloca o paciente deitado sobre a região ventral, ou seja, de bruços. (N.E.)

Por fim, testes neurológicos adicionais são feitos para determinar se alguma estrutura nervosa foi envolvida. A detecção objetiva de anomalias do nervo não estabelece o diagnóstico, apenas permite que o médico converse com o paciente e o tranquilize em relação a seus sintomas.

DIAGNÓSTICOS CONVENCIONAIS PARA DOR LOMBAR E DOR NAS PERNAS

É necessário ter em mente que, de modo rotineiro, qualquer anomalia estrutural é considerada a causa da dor quando encontrada em radiografias ou exames de imagem de pacientes com TMS. Com base na minha experiência, posso afirmar que raramente tais anomalias são a fonte da dor.

Os diagnósticos se enquadram em duas categorias principais:

1. anomalias estruturais da coluna vertebral, desenvolvidas e congênitas;
2. distúrbios musculares dolorosos de causa desconhecida.

ANOMALIAS ESTRUTURAIS

Osteoartrite degenerativa

No grupo estrutural, as alterações na coluna vertebral associadas ao envelhecimento são as mais comuns. São classificadas como artrose ou osteoartrite degenerativa da coluna vertebral. Têm início já na segunda década de vida e, em geral, são mais avançadas nas partes da coluna que têm mais desgaste por atividade — como as duas últimas vértebras lombares e o meio do pescoço. Este grupo inclui a formação de osteófitos (esporões ósseos) em qualquer lugar da coluna vertebral, tecnicamente conhecida como espondilose. Hoje, acredita-se que as alterações do envelhecimento nas articulações da coluna vertebral, identificadas como síndrome facetária, não produzem sintomas, embora tenham sido tratadas como um distúrbio clínico durante anos.

Em 1976, médicos do Hospital Hadassah, em Jerusalém, relataram não ter encontrado diferença na incidência de dor lombar em pessoas com e sem osteoartrite da coluna vertebral.

Um grupo de médicos da Universidade de Copenhague comparou as radiografias de 238 pacientes com dor lombar com as de 66 pacientes sem histórico dessa dor. Eles não encontraram diferença nas radiografias dos dois grupos com relação à degeneração dos discos ou à presença de espondilose (esporões ósseos). Observaram que a incidência dessas alterações aumentou com a idade, como era de esperar, pois são anomalias normais.

Estenose espinhal

Uma das alterações mais importantes relacionadas à idade é a estenose espinhal, pois com frequência é tratada no âmbito cirúrgico. À medida que envelhecemos, o canal espinhal lombar, o espaço que permite a passagem da medula espinhal ou dos nervos espinhais, torna-se gradualmente mais estreito por causa do acúmulo de esporões ósseos. Se esta condição é encontrada no paciente que sofre de TMS com dor intensa, a cirurgia é recomendada, e se o paciente estiver desesperado, muitas vezes é feita em caráter de emergência. Do grande número de pacientes que atendi com esse diagnóstico, só me lembro de um que necessitou de cirurgia. Mais convincente é o fato de que, quando esses pacientes são tratados por conta da TMS, eles ficam livres de dor, apesar de a estenose continuar presente.

H. L. Rosomoff, neurocirurgião, relatou que a maioria dos casos de estenose espinhal pode ser tratada sem cirurgia. Sua afirmação é particularmente digna de nota, pois ele tratou pacientes com cirurgia por muitos anos.

Na primeira pesquisa de acompanhamento realizada com nossa população de pacientes, detectou-se que a maior incidência de dor nas costas ocorreu em pessoas entre 30 e 60 anos de idade. Depois dos 60 anos, a incidência cai consideravelmente. Se as alterações do envelhecimento fossem responsáveis pelas dores nas costas, seria comum um aumento na incidência com a idade. Em vez disso, as pessoas nos anos intermediários de vida, os anos de maior estresse e tensão, tiveram essas síndromes de dor com mais frequência, o que sugere fortemente que a TMS foi a causa da dor, e não as alterações estruturais na coluna vertebral.

Patologia dos discos intervertebrais

Estatisticamente, uma das alterações mais comuns do envelhecimento, e de longe a mais problemática, envolve os discos intervertebrais. Eles têm a função de agir como amortecedores intervertebrais, absorvendo choques, mas começam a se desgastar muito cedo. O disco entre a última vértebra lombar, L5, e o sacro já está degenerado na maioria das pessoas aos 20 anos de idade. A degeneração significa que o disco pode perder substância e tornar-se mais fino, aproximando os dois corpos vertebrais, ou que o material do disco pode escapar através do tecido que o envolve (anel fibroso), já desgastado, resultando — em ordem crescente de severidade — em um abaulamento, ou uma protrusão, ou uma extrusão do material do disco (núcleo pulposo). Protrusão e extrusão são comumente conhecidas como hérnias de disco.

Em minha experiência, observei que mesmo grandes extrusões geralmente não são responsáveis pela dor contínua, embora possam causar alguma dor logo que ocorrem.

Por muito tempo fiquei incomodado com o fato de que a localização da dor em alguém com hérnia de disco lombar, às vezes se correlacionava de forma precisa com a localização da hérnia. Por exemplo, se houvesse uma hérnia nas proximidades do primeiro nervo espinhal sacral (S1), a dor poderia ser encontrada na parte da perna inervada por esse nervo. Era fácil entender por que alguém atribuiria a dor do paciente à hérnia. No entanto, a persistência dos sintomas por semanas e meses e a presença dos sinais e dos sintomas da TMS deixavam claro que, embora a patologia discal pudesse ter causado alguma dor inicial, *ela não era responsável pela dor contínua.*

Por que o cérebro escolheria atribuir a culpa ao disco? A resposta pode ser encontrada em um estudo sobre a estratégia que o cérebro usa quando desenvolve a TMS. Muitas vezes, o cérebro desencadeia os sintomas enquanto a pessoa está engajada em alguma atividade física — e, quanto mais vigorosa, melhor — para fomentar a ideia de que a atividade física causou a dor. No entanto, o incidente físico é um gatilho, e não a causa da dor. Esse é um conceito extremamente importante, pois o fato de não ser reconhecido tem mantido milhões de pessoas presas à dor e com medo de praticar atividades físicas.

A hérnia de disco, como um incidente físico, é um gatilho para a TMS, e de fato um gatilho muito inteligente. O cérebro está ciente da presença da anomalia do disco e, assim, opta por localizar os sintomas no lugar apropriado. Muitas vezes, porém, ele exagera e envolve uma extensão grande demais da perna, por exemplo, ou muda a dor de um lado para outro. Em alguns casos, a dor é localizada do lado *errado*.

Se essa ideia parece estranha, diabólica ou fantasiosa, lembre-se do propósito da síndrome da dor. É uma reação ilógica da mente inconsciente em resposta a algo que é considerado muito mais perigoso do que a dor.

O que diz a literatura médica sobre a hérnia de disco lombar? A seguir, teremos uma pequena amostra.

H. L. Rosomoff, que, como já citei aqui, é neurocirurgião, descobriu que as hérnias discais lombares são responsáveis por dores lombares e nas pernas em menos de 3% dos casos; e ele trata seus pacientes de forma convencional — ou seja, não cirúrgica.

Alf Nachemson, estudioso da dor lombar renomado no âmbito internacional, afirmou que, na maioria dos casos, a causa é desconhecida, por isso os pacientes devem ser tratados de forma convencional em 98% das ocasiões.

Um grupo de pesquisadores relatou ter encontrado hérnia de disco lombar na mielografia[3] de 108 pacientes sem dor nas costas. Eles acompanharam esse grupo, no entanto, e descobriram que, em três anos, 64% dos pacientes desenvolveram sintomas nos nervos, e os pesquisadores concluíram que os sintomas derivavam da hérnia original.

Duvido muito disso e levanto a hipótese de que esses pacientes podem ter desenvolvido TMS. A ideia de sintomatologia tardia é contrariada pelo estudo feito por um grupo de médicos das Universidades de Roma e dell'Aquila, que relatou que 63% de um grupo de pacientes com hérnia de disco lombar identificada por ressonância magnética, tratada sem cirurgia, apresentou redução no tamanho das hérnias

---

3. A mielografia é uma técnica por meio da qual se faz uma radiografia da medula espinhal na área que se pretende examinar. É um exame que permite analisar as anomalias do interior da coluna vertebral, como uma hérnia de disco ou um tumor canceroso, por exemplo. (N.E.)

quando as ressonâncias magnéticas foram repetidas entre seis e quinze meses depois.

Um grupo da George Washington University publicou um estudo interessante na revista *Spine*, em 1984. As tomografias lombares de pacientes sem dor lombar foram revisadas por neurorradiologistas que não tinham conhecimento do histórico clínico dos pacientes. Eles encontraram anomalias discais, estenose e outras alterações do envelhecimento em 35,4% de todo o grupo composto de 52 pessoas e em 50% do grupo formado por pessoas com mais de 40 anos de idade. Essas são anomalias normais e, na maioria dos casos, não causam dor alguma.

Richard Deyo, John Loeser e Stanley Bigos, da University of Washington, relataram que apenas de 5% a 10% dos pacientes com hérnia de disco lombar necessitavam de cirurgia, mas eles achavam que a cirurgia seria necessária se a hérnia fosse identificada por tomografia computadorizada ou ressonância magnética, se fosse acompanhada de dor típica e fraqueza neurológica e não respondesse a seis semanas de tratamento convencional.

Descobri que esses critérios para cirurgia não são confiáveis, pois a TMS pode produzir dor "típica" e alterações neurológicas, e persiste por semanas ou meses se não é diagnosticada e tratada de forma adequada.

Um estudo mais recente, que recebeu muita atenção na imprensa, foi relatado no *New England Journal of Medicine* por Maureen Jensen e seus colegas. Foram realizadas ressonâncias magnéticas lombares em 98 pessoas sem histórico de dor lombar ou nas pernas. Dessas pessoas, 36% apresentaram discos normais em todos os níveis, 52% tinham um disco abaulado em um ou mais níveis, 27% tinham uma protrusão discal e 1% do total teve uma extrusão. A conclusão deles foi a seguinte: "A descoberta, por meio de ressonância magnética, de protuberâncias ou protrusões em pessoas com dor lombar frequentemente pode ser coincidência".

Em 1987, fiz uma pesquisa de acompanhamento de 109 pacientes com dor nas costas atribuída a uma hérnia de disco. A hérnia foi identificada em cada caso por uma tomografia computadorizada. Esses pacientes foram tratados de 1984 a 1986, antes do advento da ressonância magnética. No entanto, a hérnia pôde ser verificada com precisão por meio de tomografia computadorizada. Cada paciente foi diagnosticado com TMS com base no histórico e no exame físico, o que indica que a hérnia não foi a causa da dor. Todos participaram do programa educativo e, quando foram entrevistados um a três anos depois do tratamento, 96 deles (88%) estavam completamente ou suficientemente livres de dor para levar uma vida normal, sem restrições físicas nem medos. Onze (10%) melhoraram, mas ainda tinham uma certa restrição ou algum temor. Duas pessoas (2%) não conseguiram melhorar.

Durante os anos em que esses pacientes foram tratados, não fiz nenhum esforço para identificar se os pacientes em potencial eram receptivos à ideia de que sua dor era induzida no âmbito emocional, o que significa que alguns pacientes podiam não aceitar totalmente esse diagnóstico. Os pacientes que não conseguem reconhecer a causalidade psicológica não melhoram. Agora, faço uma triagem dos pacientes antes de admiti-los em nosso programa.

De forma adequada, a pesquisa médica busca a comprovação de teorias diagnósticas e novos modos de tratamento. A melhor prova da precisão do diagnóstico de TMS é que, agora, chegamos ao ponto em que mais de 90% de nossos pacientes tratados (muitas vezes, depois de anos de dor recorrente e incapacitante) ficam livres de dor de forma permanente. Não consigo imaginar prova mais convincente de que a TMS é o diagnóstico correto. O fator crítico, com esta ou qualquer outra epidemia, é o diagnóstico. Enquanto a comunidade médica continuar a rejeitar o diagnóstico de TMS, a epidemia continuará.

Outros diagnósticos estruturais devem ser mencionados, uma vez que são responsabilizados pela dor nas costas com frequência.

Escoliose

Esta é uma anomalia bem conhecida da coluna vertebral em que há uma curvatura de lado a lado, em geral, envolvendo a maior parte da coluna. Sua causa nunca foi determinada. Geralmente começa na segunda década de vida e é invariavelmente indolor em adolescentes, embora a curva possa ser severa o suficiente para justificar a cirurgia, em especial, se continuar a piorar. É fonte de assombro para mim que a escoliose em adultos seja considerada dolorosa. Como os médicos não têm uma explicação alternativa para a dor, a lógica bate asas e voa. Mais uma vez, podemos ver que a dor da TMS é atribuída a alguma anomalia estrutural ou a algum processo físico ou mecânico, pois a classe médica ignora a existência da TMS.

Lembro-me de uma mulher que fez dois procedimentos cirúrgicos por causa de uma dor nas costas que se supunha ser causada por escoliose, e ela foi internada para um terceiro procedimento. Antes de fazer sua terceira cirurgia, no entanto, ela foi descoberta por um psicólogo da equipe que conhecia a teoria sobre a TMS e que, então, sugeriu ao cirurgião que poderia haver uma base psicológica para a dor que ela sentia. Em vez de passar por uma cirurgia, a mulher entrou em nosso programa. Em questão de semanas ela ficou livre de dores, e assim permaneceu.

Espondilolistese

Esta é uma anomalia aparentemente dramática em que uma vértebra lombar se desalinha em relação à vértebra que está abaixo dela, em geral, movendo-se para a frente. Os casos variam de leves a severos. A causa da condição é misteriosa, mas, com base na minha experiência, posso afirmar que é um distúrbio indolor. Tenho fotos das radiografias seriadas de uma jovem que não sabia ter desenvolvido essa anomalia porque não sentia dor. As radiografias foram feitas por algum outro motivo, então, a espondilolistese foi descoberta por acaso. Isso não me surpreende, pois ainda não atendi alguém com espondilolistese que não tivesse TMS.

Síndrome do piriforme

Nas camadas profundas das nádegas há um músculo, o piriforme, que fica em estreita proximidade com o nervo ciático quando este passa através da incisura isquiática maior para chegar à perna. Não sei onde ou quando o diagnóstico foi proposto pela primeira vez, mas há uma hipótese de que a dor nas nádegas fosse resultado da compressão do nervo ciático pelo músculo piriforme. Não foi explicado cientificamente o motivo pelo qual isso acontece ou em quais circunstâncias ocorre. A meu ver, o diagnóstico carece de substância, e só foi proposto por conta da ausência de uma explicação melhor para a dor nas nádegas. Claramente, a teoria da TMS fornece a melhor explicação para essa dor. O diagnóstico da síndrome do piriforme é uma moda que parece estar desaparecendo.

Osteoartrite do quadril

Outra adição importante à lista de anomalias estruturais injustamente acusadas de causar dor nas costas é o diagnóstico do quadril artrítico. Alterações degenerativas na articulação do quadril são bastante comuns, assim como a dor da TMS nas nádegas. Seguindo o padrão usual, a dor com frequência é atribuída à articulação do quadril, e a cirurgia de prótese do quadril é feita mesmo quando a degeneração é relativamente leve. Eu interferi em alguns casos antes de ser feita a cirurgia e tratei com sucesso a dor de modo não cirúrgico. Além disso, já vi pessoas que passaram pela cirurgia e continuaram com dores.

ANOMALIAS CONGÊNITAS

Três anomalias congênitas da coluna vertebral são tidas como causadoras de dor nas costas: espinha bífida oculta, espondilólise e vértebra transicional. Nas duas primeiras falta à coluna um pedaço de osso, e na terceira há um osso extra. Os pesquisadores Alexander Magora e Armin Schwartz descobriram que essas anomalias eram tão comuns em pessoas sem dor nas costas quanto nas pessoas com dor. Com base na minha experiência, concluí que elas não causam dor nas costas.

OUTROS DIAGNÓSTICOS

Fibromialgia

O mal que atualmente é chamado de fibromialgia (FM) é uma manifestação clássica da TMS. Esse termo é uma das muitas designações para um distúrbio doloroso que é conhecido desde 1904, quando foi descrito pela primeira vez por Sir William Gowers. Eis uma lista parcial dos modos como essa manifestação ou as condições semelhantes a ela têm sido chamadas ao longo dos anos: fibrosite, fibromiosite, miofibrosite, dor miofascial, reumatismo muscular, mialgia tensional, mialgia, miosite reumática, mielogelose.

A seguir estão os critérios diagnósticos para fibromialgia estabelecidos pelo American College of Rheumatology [Colégio Americano de Reumatologia]:

1. Histórico de dor difusa. A definição oficial lista, a seguir, partes específicas do corpo, englobando praticamente todo o tronco, a frente e as costas e partes dos braços e das pernas.
2. Dor em 11 dos 18 pontos sensíveis à pressão dos dedos. Estes estão situados nos dois lados (bilateral) dos nove locais citados a seguir:
   a. occipício (a base do crânio)
   b. cervical baixa (parte de trás do pescoço)
   c. músculo trapézio (parte superior do ombro)
   d. músculo supraespinhal (parte superior das costas perto da escápula)
   e. segunda costela (próxima ao meio do peito)
   f. epicôndilo lateral (região do cotovelo)
   g. glúteos (parte superior e externa das nádegas)
   h. trocanter maior (atrás do osso proeminente do quadril)
   i. joelho (aspecto interno)

Não é uma coincidência o fato de eu ter encontrado pontos dolorosos à pressão dos dedos de modo bilateral em três dos nove locais em 98% de todos os pacientes diagnosticados com TMS, independentemente da localização de sua dor. Por exemplo, o paciente pode se queixar de dor no pescoço e no ombro de um lado, mas sentir dor com a pressão sobre as áreas do glúteo e do trocanter maior (quadril), bem como na parte superior do ombro. Embora não haja uma consistência tão uniforme quanto a apresentada com esses três pontos, muitos de meus pacientes também sentem dor ao receber pressão sobre o cotovelo, o joelho, a base do crânio e a parte de trás do pescoço.

As estruturas dolorosas em quatro dos nove locais — a base do crânio, a área do quadril, o cotovelo e o joelho — são tendões; o comprometimento de tendões é uma característica fundamental da TMS.

Tenho afirmado há anos que a fibromialgia é uma forma severa de TMS. A semelhança dos meus achados com os critérios diagnósticos do American College of Rheumatology reforça essa conclusão diagnóstica.

Pessoas com fibromialgia costumam ter também sintomas psicológicos. Em geral, são ansiosas e/ou deprimidas, têm problemas de insônia e sofrem de falta de energia.

Como a fibromialgia faz parte da TMS, atendi e tratei com sucesso muitos pacientes que receberam esse diagnóstico antes de me procurarem. A maioria dos meus casos não preenchia os critérios diagnósticos estabelecidos pelo American College of Rheumatology, mas mesmo assim os pacientes foram informados de que tinham fibromialgia.

A razão de incidência de fibromialgia em mulheres em relação proporcional aos homens nos Estados Unidos é de dez para um. Há milhões de mulheres americanas definhando com esse diagnóstico porque foram informadas por seus médicos que a causa da fibromialgia é desconhecida e que devem aprender a conviver com a dor. Uma dessas pacientes recentemente optou pelo suicídio assistido.

Os médicos têm questionado se a fibromialgia é uma anomalia isolada. Eu diria que sim, mas apenas como parte da TMS; portanto, é um processo mente-corpo. Isso, é claro, explica por que ela tem permanecido como um enigma diagnóstico para a medicina.

Vejamos agora os outros distúrbios deste grupo.

Síndrome da dor miofascial e síndrome da articulação temporomandibular

Fibromialgia, síndrome da dor miofascial (SDM) e síndrome da articulação temporomandibular (ATM) com frequência são discutidas em conjunto na literatura médica. Acredito que sejam diferentes manifestações da TMS. Variam em anatomia, epidemiologia, padrão clínico e severidade. O contraste entre fibromialgia e SDM é interessante e ilustrativo. A proporção entre os gêneros é de dez mulheres para um homem na fibromialgia e de dois homens para uma mulher na SDM. A fibromialgia produz pontos dolorosos por toda parte: na frente e nas costas do tronco, nas pernas e nos braços. Na SDM, os pontos de dor estão localizados frequentemente nas costas. Os pacientes com fibromialgia são tensos, vivem cansados e, em geral, são ansiosos, deprimidos e insones. As pessoas com SDM não são assim. Raramente a pessoa com fibromialgia melhora.

O que esses pacientes têm em comum é a dor, a mesma privação leve de oxigênio e, em um nível muito profundo, um perfil psicológico semelhante — ou seja, fúria reprimida.

A síndrome da ATM produz uma dor nos músculos da mandíbula que a maioria dos dentistas atribui a anomalias na articulação temporomandibular. Descobri que o que acontece nos músculos da mandíbula é semelhante ao processo de TMS nas costas. As anomalias articulares são o resultado, e não a causa dos sintomas. O local da dor é o músculo.

Fiz apenas uma rápida descrição desses distúrbios, pois está além do escopo e do propósito deste livro analisá-los exaustivamente. O que deve ser afirmado de forma inequívoca é que eles são psicogênicos, induzidos por fenômenos emocionais inconscientes. Fibromialgia, SDM e ATM fazem parte da TMS. A infinidade de estudos que têm sido feitos no mundo inteiro para entendê-los só permite identificar os detalhes ou as consequências dos processos, não sua causa. Até agora, ninguém desenvolveu estudos para testar a hipótese de que eles sejam psicogênicos, embora alguns pesquisadores tenham flertado com essa ideia. Até que tais estudos sejam feitos, os médicos continuarão a se debater. O sucesso consistente que temos alcançado no tratamento da TMS, mesmo quando ela é, a princípio, diagnosticada como fibromialgia, SDM ou ATM, deve apontar o caminho.

Distrofia simpático-reflexa

Esta doença é caracterizada por dor, inchaço, pele esticada e brilhante e anomalias ósseas que podem ser detectadas na radiografia. Pode envolver um ou mais membros e tende a ser extremamente incapacitante. Supõe-se que os sintomas e achados físicos durante o exame são causados por descarga excessiva de nervos simpáticos, resultando em redução generalizada do fluxo sanguíneo e privação de oxigênio. É semelhante ao que acontece com a TMS, mas é mais severa e envolve músculos, nervos, tendões, pele e ossos.

A história do caso a seguir é ilustrativa.

Uma mulher de 28 anos começou a sentir dores nos ombros e nos braços durante o sexto mês de gestação. Até o nascimento do bebê, a dor tinha piorado muito e ela estava severamente incapacitada. O diagnóstico foi de distrofia simpático-reflexa, para o qual recebeu tratamento-padrão de fisioterapia e corticosteroides, sem obter melhora. Durante o primeiro ano após o diagnóstico, passou por psicoterapia por breves períodos em duas ocasiões, sem obter sucesso também. Ela frequentou um centro de tratamento de dor durante sete meses, pouco antes de passar em consulta comigo, mas não teve nenhum benefício aparente.

Quando a atendi pela primeira vez, ela se queixou de fortes dores nos ombros, nos braços e na parte superior das costas. Queixou-se também de fraqueza severa nos ombros e nos braços e fraqueza, dor e rigidez na região lombar, nas nádegas e nos joelhos. Ela conseguia tolerar atividade física, se fosse muito leve, por apenas 30 minutos, após os quais precisava descansar por 30 a 45 minutos. Claramente, estava incapacitada de atuar como mãe e dona de casa. Na adolescência, tivera um distúrbio no intestino delgado, asma e rinite alérgica.

O exame neurológico deu resultado normal, embora a amplitude de movimentos fosse limitada em ambos os ombros. Ela sentia dor à pressão dos dedos em ambos os ombros, na parte externa de ambas as nádegas e nas laterais das coxas (os tratos iliotibiais).

Seu histórico e seu exame físico sugeriram dois diagnósticos: TMS e dor regional psicogênica (ver Capítulo 2).

Ela participou de nosso programa educativo e, de imediato, deu início à psicoterapia em grupo e individual. Captou logo os conceitos diagnósticos, mas o progresso na psicoterapia foi lento. No entanto, oito meses depois de dar início ao tratamento com nossa equipe, ela começou a cuidar de seu bebê pelo menos num grau limitado. Com 12 meses de programa, ela suportava ficar acordada por cinco horas de cada vez e, aos 16 meses do tratamento, já estava funcional durante metade do dia. Ela continuou a melhorar de forma lenta, mas constante, e, por fim, conseguia fazer suas tarefas de mãe em tempo integral, bem como suas atividades como dona de casa. Além disso, voltou a jogar tênis e a praticar esqui e, demonstrando completa recuperação psicológica e física, mostrou-se disposta a ter um segundo filho.

Esse resultado não teria sido possível sem o diagnóstico correto e a psicoterapia eficaz, ambos cruciais. Os sintomas dela eram claramente psicogênicos. Fatores emocionais poderosos podem induzir descargas patológicas dos nervos simpáticos.

Síndrome pós-poliomielite

Nos últimos anos, um distúrbio chamado síndrome pós-poliomielite tem recebido muita atenção. Está relacionado a pessoas com fraqueza residual nas pernas em decorrência da poliomielite infantil, cuja fraqueza se acentua à medida que envelhecem, em conjunto com dor nas nádegas e nas pernas. O aumento da fraqueza foi clinicamente documentado anos atrás como uma ocorrência comum em pessoas que tiveram poliomielite. A dor é um fenômeno novo, por isso foi nomeada como uma nova síndrome. Nos pacientes que tenho atendido com este problema, observo que a dor está relacionada à TMS, sem dúvida, engendrada pelo medo e pela frustração associados ao aumento da fraqueza. A dor não faz parte da poliomielite.

Eis aqui outro exemplo de não reconhecimento da presença de TMS e, como consequência, a invenção de uma nova entidade clínica. Trinta anos atrás, trabalhei com muitos pacientes pós-pólio que sofriam a experiência angustiante da fraqueza crescente. A TMS não estava em voga na época como está agora, então, eles não relatavam a dor como um sintoma — portanto, não havia síndrome pós-poliomielite. Tentei ajudá-los a se ajustar à perda da força, às vezes, com dispositivos auxiliares, mas sempre com muito apoio e muitos conselhos.

Mialgia tensional

Este diagnóstico tem sido feito na Mayo Clinic há quase cinquenta anos. Está relacionado à dor nos músculos (mialgia). Uma vez que a palavra *tensão* é usada aqui para se referir à tensão psicológica, e não muscular, este parece ser um diagnóstico bem esclarecido. No entanto, o seguinte trecho de um artigo publicado na *Mayo Clinic Proceedings* por Jeffrey Thompson é revelador (grifo meu):

A palavra tensão sugere que a tensão psicológica ou o estresse podem desempenhar algum papel. Quando o diagnóstico é apresentado dessa forma, os pacientes estão mais dispostos a aceitar a possibilidade de influências psicológicas em seu distúrbio de dor muscular e ficam mais propensos a tomar as medidas necessárias para resolvê-los. Ao mesmo tempo, o médico está reconhecendo que um *distúrbio psicológico não é a causa primária*.

Essa afirmação pode parecer contraditória, mas não é. O médico está dizendo que fatores psicológicos estão agravando a dor, não causando-a, o que vai ao cerne da epidemia de dor em que os Estados Unidos estão agora imersos. Na fibromialgia, na mialgia de tensão e em outras entidades diagnósticas semelhantes, a medicina contemporânea pode admitir que os fatores psicológicos estão desempenhando um "papel importante", mas não consegue aceitar a ideia de que sejam a causa primária. Em essência, eles ficam sem um diagnóstico, já que a psicologia, na visão deles, apenas agrava o problema.

Há outro ponto interessante, em que o autor afirma: "Posto desta forma, os pacientes ficam mais dispostos a aceitar a possibilidade de influências psicológicas em seu distúrbio de dor muscular e mais propensos a tomar as medidas necessárias para resolvê-los".

Tomar medidas para lidar com fatores psicológicos só eliminaria a parcela da dor que foi agravada por fatores psicológicos. A dor primária continuaria, pois não teria sido abordada a causa.

Confesso sentir grande tristeza com a absoluta confusão e a incapacidade da medicina de lidar com esses distúrbios relacionados à dor. A medicina está presa à ideia de que "um distúrbio psicológico não é a causa primária". Na verdade, não se trata de um distúrbio psicológico; esse é nosso estado normal. Estamos todos programados para reagir a tensões internas com sintomas físicos. O não reconhecimento desse fato gera epidemias.

Tratamento convencional da dor lombar e da dor nas pernas

O tratamento varia, até certo ponto, conforme o diagnóstico estrutural. Por exemplo, se o diagnóstico de hérnia de disco for feito com base em achados de tomografia computadorizada ou de ressonância magnética e se a dor do paciente for severa, a cirurgia é frequentemente recomendada, mesmo não havendo alterações neurológicas na perna. Se alterações neurológicas estiverem presentes, quase com certeza será proposta a cirurgia. O mesmo ocorre quando a dor é atribuída a outros diagnósticos estruturais descritos anteriormente.

Um homem escreveu: "Meu pé caído desapareceu, como você disse que aconteceria, apesar de eu ter sido aconselhado por dois cirurgiões proeminentes a passar por uma cirurgia". Outro escreveu: "Me disseram que eu não teria como fugir disso [dor nas costas e nas pernas], que eu precisaria passar por uma cirurgia. Bem, eu não fugi; em vez disso, assisti a duas de suas palestras e estou livre da dor desde então" [faz sete anos, no momento em que estou escrevendo este livro].

Se a cirurgia não for recomendada para pacientes com dor severa, a prescrição será repouso no leito e, quase inevitavelmente, um medicamento anti-inflamatório, seja não esteroide ou um esteroide (medicamento do tipo cortisona). Este último pode ser administrado como injeção peridural (na base da coluna vertebral). Se depois de duas ou três semanas de repouso a dor persistir, em geral, a fisioterapia será prescrita e poderá continuar por semanas ou meses.

Como estão esses pacientes três ou quatro meses depois? A dor permanece; eles estão preocupados, chateados, temerosos, incapazes de se envolver em suas atividades físicas habituais e à beira da depressão. Com frequência, consultam diferentes médicos convencionais, como ortopedistas, neurologistas, fisiatras, reumatologistas ou especialistas em medicina esportiva, sem sucesso.

Então, eles começam a tentar o que a medicina convencional chama de medicina não convencional e que outros identificaram como medicina holística ou alternativa. Isso significa consultar um quiroprático, ou um osteopata, um acupunturista, um massoterapeuta, um nutricionista, um naturopata, um homeopata, um especialista em exercícios, entre outros profissionais. Eles podem ser úteis, mas alguma dor persiste, e a advertência para tomar cuidado com atividades físicas como corrida, esportes ou levantamento de peso significa que os pacientes permanecem infelizes e preocupados e, em parte, incapacitados.

Independentemente do diagnóstico convencional, as pessoas com dor recorrente na lombar e nas pernas em geral sentem medo e estão incapacitadas de várias maneiras. Temendo a dor, elas têm receio de se machucar e, por isso, evitam diversas atividades físicas. Cuidadosas com seus movimentos, costumam usar cintas lombares e travesseiros especiais para sentar-se ou se deitar na cama. Têm medo de se curvar, de levantar peso, de cruzar as pernas, de deitar-se de bruços ou executar nado *crawl* ou de peito porque foram ensinadas que arquear as costas causa dor. São informadas de que uma perna mais curta e pés planos causam dor nas costas, assim como músculos abdominais fracos. São informadas de que músculos fortes no abdome protegem contra a dor e que correr é ruim para a coluna. (Se isso fosse verdade, como poderia o *Homo sapiens* ter sobrevivido a milhares de anos de vida na natureza?) Elas acreditam que um colchão duro é melhor para dormir. Suas vidas são controladas por suas dores nas costas; a dor é, muitas vezes, a última coisa que de que estão cientes antes de adormecer à noite e a primeira coisa em que pensam ao despertar. Elas estão se afogando em um mar de desinformação.

É impressionante a frequência com que os pacientes relatam ter tentado todos os tratamentos imagináveis e ter gastado muito dinheiro nesse processo. Muitos me dizem com franqueza que me procuraram porque nada mais havia funcionado. Eu costumo receber os casos mais persistentes, pessoas que têm episódios recorrentes há dez, vinte, trinta anos. Talvez uma vez por mês eu receba um paciente que não tenha ido antes a outro médico; no entanto, a maioria dos pacientes tem invariavelmente um histórico de muitos anos de episódios recorrentes de dor e desencanto com todos os tratamentos tentados.

A medicina está aos poucos reconhecendo que fatores psicossociais têm influência na epidemia de dor nas costas que hoje aflige o mundo moderno. Por meio de um estudo publicado na revista *Spine* em 1991, por Stanley Bigos e um grande grupo de colaboradores da University of Washington, identificou-se que fatores psicológicos seriam mais importantes do que os fatores físicos para prever quem relataria uma lesão nas costas relacionada ao trabalho.

Na Finlândia, um grande grupo de pesquisadores descobriu que os pacientes com dor nas costas que foram aconselhados a continuar suas atividades habituais, em vez de fazer repouso no leito por dois dias ou fazer "exercícios de mobilização das costas", tiveram um resultado estatisticamente melhor quanto à duração da dor, à intensidade da dor, à flexão das costas e à capacidade de trabalho.

A medicina tradicional ainda não tem consciência da natureza do processo mente-corpo que desencadeia a dor nas costas, mas talvez esses estudos nas margens da psicologia levem a uma atitude mais aberta.

4. MANIFESTAÇÕES NA PARTE SUPERIOR DAS COSTAS, DO PESCOÇO, DOS OMBROS E DOS BRAÇOS

Cerca de 60% a 65% das pessoas com TMS apresentam sintomas na região lombar e/ou nas pernas. A maioria delas reconhece ter sintomas no pescoço e nos ombros de severidade variável no presente ou em algum momento no passado. Isso não é surpresa, pois o pescoço e a parte superior do ombro são o segundo local mais comum para TMS — é o principal ponto de dor entre 20% e 25% da população com TMS. A TMS pode englobar muitos locais diferentes nas costas; tende a mudar de um lugar para outro até mesmo durante o transcurso de um episódio. No entanto, o cérebro parece ter a necessidade de criar apenas um local principal de cada vez, de modo que, se não for na lombar, pode ser no pescoço e no ombro.

O músculo mais frequentemente envolvido nesta área é o trapézio superior, que se estende da parte de trás da cabeça até o topo do ombro e para fora até a proeminência óssea que pode ser sentida sobre cada ombro. Todo o músculo trapézio superior ou parte dele pode apresentar dor. Assim como acontece com a dor lombar, as pessoas em geral relatam ter feito algo extenuante pouco antes do início da dor. Em muitos casos, ela chega devagar ou se manifesta quando a pessoa acorda de manhã. Pode ser tão incapacitante quanto a dor lombar, sobretudo se houver sintomas no braço e na mão. Quando a dor é relativamente leve, os pacientes relatam que os músculos parecem tensos. As pessoas tendem a associar sensações na área do pescoço a tensão nervosa. Raramente fazem isso com a dor lombar. Outros músculos próximos às escápulas podem estar envolvidos, mas com muito menos frequência do que o trapézio superior.

Envolvimento do nervo cervical

Assim como na região lombar, a dor pode irradiar para o braço e para a mão, e também pode gerar sensações de dormência, formigamento e fraqueza. Os reflexos tendinosos podem estar reduzidos ou ausentes e pode haver fraqueza muscular mensurável. As estruturas nervosas responsáveis por esses sintomas são os nervos espinhais cervicais e/ou o plexo braquial, que recebe ramos dos nervos espinhais cervicais C5, C6, C7 e C8 e do nervo espinhal torácico T1. O plexo braquial, então, se divide em todos os nervos periféricos que inervam o braço e a mão, como o radial, o mediano e o ulnar. Esta importante reunião de nervos (plexo) está localizada numa camada mais profunda, na área abaixo do músculo trapézio superior. Tal plexo não pode ser alcançado ao se pressionar o músculo trapézio superior, mas com frequência é envolvido quando a TMS está ativa nesse músculo, o que significa que partes do plexo estão levemente privadas de oxigênio. É característico da TMS que, quando há o envolvimento de uma estrutura nervosa grande, como o nervo ciático ou o plexo braquial, apenas partes dela sejam afetadas. É por isso que a dor ciática não é uma descrição de sintoma único. Muitas partes diferentes da perna — na frente, atrás, nas laterais — podem doer. A dor pode mudar de lugar, afetando a coxa, mas não a perna; pode envolver apenas o dorso ou a sola do pé. O mesmo acontece com o plexo braquial, de modo que, às vezes, há dor apenas ao redor do ombro e da parte superior do braço ou em diferentes partes do braço e da mão. Encontrei todas as variedades imagináveis. Isso não ocorreria se a causa da dor fosse um distúrbio estrutural.

Em raras ocasiões, tenho visto fraqueza do músculo que mantém a escápula (omoplata) no lugar, de modo que as escápulas tendem a se projetar (asas). Este músculo é inervado pelo nervo torácico longo, que recebe ramos dos nervos espinhais cervicais C5 e C6. A TMS pode envolver os nervos espinhais ou o nervo torácico longo.

TMS e nervos cranianos

Dois distúrbios misteriosos atormentam há anos os médicos que realizam os diagnósticos. São conhecidos como paralisia de Bell e neuralgia do trigêmeo e envolvem dois dos doze assim chamados nervos cranianos. Estes saem do tronco encefálico, seção do sistema nervoso central situada abaixo do cérebro e acima da medula espinhal, e inervam a cabeça e seus órgãos especializados, os olhos, os ouvidos, a boca e a garganta. Os nervos cranianos levam instruções de movimento a partir do cérebro, trazendo informações sensoriais e fornecendo aos órgãos especiais uma ligação com o cérebro.

O quinto nervo craniano (trigêmeo) é um nervo puramente sensorial, que transporta sensações para a face e os dentes. Há anos tem sido reconhecido como fonte de uma dor facial e dentária excruciante; esse distúrbio é chamado de neuralgia do trigêmeo ou *tique doloroso*. Ninguém nunca foi capaz de explicá-lo.

Alguns anos atrás, tive um episódio de dor no nervo dentário que não podia ser explicado. Depois de sofrer por alguns meses, um dia eu estava vendo ilustrações anatômicas do sistema nervoso junto a uns pacientes, quando me deparei com uma representação especialmente vívida da inervação dos dentes, constituída por ramos do quinto nervo, e imediatamente me perguntei se a dor de dente poderia ser TMS do nervo trigêmeo. Concluí que sim, e a dor desapareceu em menos de 48 horas. Este é um exemplo do poder terapêutico da consciência, como será descrito na Parte 3 deste livro.

Como sou conhecido como especialista em dor nas costas, em geral, não sou consultado por pessoas com dor facial. No entanto, pouco tempo atrás, as circunstâncias trouxeram um caso desses a meu conhecimento. Felizmente para o paciente, sua história era muito sugestiva. Ele estava no meio de um processo de divórcio que havia tomado um rumo desagradável. Isso foi por demais perturbador para ele, que odiava conflitos e os evitava a todo custo. Durante o processo, suas dores faciais começaram.

No início desta seção, falei sobre o modo como as pessoas com TMS se tornam programadas e podem ter sintomas em momentos estranhos. Esse homem apresentava dor facial quando se deitava em determinadas posições ou quando estava envolvido em atividades que nada tinham a ver com a função do quinto nervo.

Por sorte, ele estava aberto à sugestão de que os eventos desagradáveis ao extremo o haviam enfurecido internamente e eram a fonte de sua dor. A dor desapareceu rápido.

Uma série de dois casos não impressiona, nem é prova conclusiva da causa psicogênica desses distúrbios. Um dia, talvez tenhamos as ferramentas de pesquisa para demonstrar a privação local de oxigênio para o quinto e o sétimo nervo, que é a provável base para esses misteriosos distúrbios.

O sétimo nervo craniano, em contraste com o quinto, é um nervo puramente motor, que inerva os músculos da face (um de cada lado). A disfunção desse nervo causa a aparência distinta de alguém com paralisia de Bell, com ausência de rugas na testa, falha do fechamento da pálpebra e queda da face e dos lábios no lado afetado.

Nunca atendi um paciente com paralisia de Bell, mas o monumental livro de Graeme Taylor sobre medicina psicossomática contém um estudo de caso maravilhoso. Uma de suas pacientes desenvolveu paralisia de Bell quando o doutor Taylor interrompeu a psicoterapia. Acredito que a paciente estava inconscientemente enfurecida por ter sido abandonada e, como alguém com TMS, desenvolveu um distúrbio físico para evitar que sua fúria se tornasse consciente. É bem provável que a paralisia de Bell seja o resultado da privação de oxigênio do sétimo nervo craniano (este caso será discutido mais adiante, no apêndice).

Diagnósticos convencionais
Osteoartrite e "nervo comprimido"
Quando a dor está restrita aos músculos do pescoço e do ombro, pode ser atribuída a um estiramento. Se há sintomas no braço ou na mão, as radiografias, as tomografias computadorizadas ou as ressonâncias magnéticas invariavelmente mostram uma anomalia estrutural. Esporões ósseos (osteófitos) são comuns e podem estreitar as aberturas através das quais os nervos espinhais emergem (forames intervertebrais). No entanto, uma dessas aberturas teria de ser praticamente obliterada antes de causar algum problema com o nervo emergente. Apesar disso, os médicos continuam a afirmar que o nervo está "comprimido" (ou "pinçado") e atribuem a dor no braço e na mão a isso. Assim como na região lombar e na perna, muitas vezes, é possível encontrar alterações neurológicas no exame físico que não têm correlação anatômica com a localização do esporão ósseo. Como na perna, os sintomas se devem à TMS, e não ao esporão.

Mais uma vez, a literatura médica corrobora a observação de que anomalias estruturais raramente são a causa da dor. Um estudo publicado por pesquisadores da Medical College of Wisconsin em 1986 demonstrou que alterações degenerativas (osteoartrite) no pescoço, como formação de esporão, estreitamento do espaço discal e esclerose de espessamento ósseo (placa terminal), eram comuns, em especial à medida que a pessoa envelhecia, e muitas vezes não resultavam em dor.

Com base na minha experiência, posso afirmar que a TMS é responsável pela dor na maioria dos casos, e não as anomalias estruturais.

CHICOTE
Outro problema nessa área é conhecido como lesão em chicote [em inglês, *whiplash*]. Pode ocorrer, por exemplo, quando seu carro é atingido por trás, sua cabeça é jogada para trás e, em algum momento nas horas ou nos dias seguintes, seu pescoço começa a doer. Isso, com frequência, evolui para um episódio pleno de dor em um braço ou em ambos, nas costas, até mesmo na lombar, e requer semanas ou meses de tratamento. As radiografias são normais, não há danos estruturais, e qualquer entorse ou estiramento decorrente disso deve cicatrizar em no máximo algumas semanas. Os sintomas persistem porque o cérebro aproveita o pequeno acidente para desencadear a TMS.

Há uma situação que vejo repetir-se com a TMS: incidentes físicos, como o acidente com choque por trás, um escorregão ou uma queda, algum trabalho físico, praticar um esporte e movimentos laborais repetitivos são usados pelo cérebro como desculpas para iniciar a TMS. São gatilhos, não causas, e devem ser identificados como tal. Temos mecanismos de cura incríveis que evoluíram ao longo de milhões de anos. Não importa quão graves sejam, as lesões cicatrizam. A dor contínua é sempre o sinal de que a TMS teve início. Considere que uma fratura do maior osso do corpo, o fêmur (osso da coxa), leva apenas seis semanas para cicatrizar e fica mais forte no local da fratura do que era antes da ruptura.

Uma forte corroboração de que a lesão em chicote faz parte da TMS chegou a meu conhecimento na seção de Ciências Médicas do *New York Times*, por meio de um artigo publicado na edição de 7 de maio de 1996, intitulado "Há um país em que a lesão em chicote crônica não é indenizada (e é desconhecida)".

Citando um artigo da revista médica britânica *Lancet*, o repórter observou que a lesão em chicote era desconhecida na Lituânia, enquanto na Noruega assumia proporções epidêmicas. O doutor Harald Schrader, neurologista do St. Olav's Hospital, em Trondheim, na Noruega, e coordenador da equipe de pesquisa, afirmou haver "uma explosão de casos crônicos de lesão em chicote na Noruega", com registro de "70 mil casos, num país com 4,2 milhões de pessoas, que sentem ter uma incapacidade crônica por conta da lesão em chicote". A certa altura, ele disse: "É histeria em massa!". O doutor Schrader e sua equipe foram à Lituânia e registraram o fato de que a lesão em chicote era desconhecida naquele país.

Esta é a confirmação da natureza psicogênica da lesão em chicote. Como os médicos noruegueses desconhecem a existência da TMS, eles concluem que os pacientes são motivados pelo desejo de ser indenizado pela lesão, embora possa não haver lesão. Isso é conhecido como ganho secundário. O que confunde a situação é que esses pacientes têm uma dor real; eles não estão fingindo para conseguir dinheiro. O que eles têm é TMS. Mas nem eles nem seus médicos conhecem a verdadeira natureza do processo, e assim os médicos acham que os pacientes estão mentindo ou exagerando, e os pacientes ficam indignados com a sugestão. O artigo do *Times* mostra que, quando os resultados do estudo foram divulgados na Noruega, o líder da organização de pacientes com lesão em chicote ameaçou processar o médico que organizou o estudo. Não é de admirar.

Este relato também ilustra o funcionamento do "contágio social" com distúrbios psicossomáticos. As pessoas escolhem de modo inconsciente sintomas que estão na moda e que são considerados por seus médicos como legítimos distúrbios físicos; por isso que as síndromes de dor no pescoço e nas costas atingem, hoje, proporções epidêmicas na maior parte do mundo ocidental.

Este é um problema assustador de saúde pública, pois nem a profissão médica nem os pacientes conhecem a natureza do distúrbio. Até que a medicina oficial leve em consideração a ideia de que as emoções induzem sintomas físicos, esse problema de saúde persistirá.

Hérnia de disco cervical

Assim como ocorre na região lombar, um dos diagnósticos mais comuns na região cervical é a hérnia de disco. Apesar de, no pescoço, haver maior proximidade do material da hérnia de disco com a medula espinhal, acumulam-se evidências de que tais hérnias talvez não sejam perigosas e que podem ser tratadas de forma convencional (não cirúrgica). Esta é uma boa notícia, pois meu trabalho indica que, assim como na região lombar, a hérnia não é responsável pela dor ou por sintomas neurológicos nos braços — pois a culpada é a TMS.

Há mais de quarenta anos as evidências têm mostrado que anomalias estruturais na região da coluna cervical raramente causam sintomas. Donald McRae, do Instituto Neurológico de Montreal, publicou um artigo em 1956 no qual dizia que qualquer pessoa com mais de 30 anos de idade pode ter hérnia de disco no pescoço sem sintomas.

Dezenove anos depois, Allan Fox e seus colegas do Centro Médico da New York University relataram ter encontrado anormalidades que ocupavam grande espaço (como tumores) na coluna cervical sem produzir nenhum sintoma. Como resultado dessas descobertas, eles alertaram contra a atribuição de dor a esporões ósseos ou hérnia de disco.

Mais recentemente, Joel Saal e alguns colegas relataram o tratamento não cirúrgico bem-sucedido de 24 pacientes com hérnia de disco cervical e dor no braço. Nenhum paciente apresentou piora dos sintomas neurológicos no braço, e a maioria retomou as atividades físicas normais. Um estudo semelhante foi relatado por Keith Bush e seus colegas em Londres, em 1996.

Estou ciente da inocência do disco intervertebral há anos, mas não tenho sido capaz de relatar minhas descobertas a não ser em meus livros. Um artigo que produzi relatando a cura de 88% de um grupo de pacientes com TMS que tinham hérnia de disco lombar foi rejeitado por sete revistas médicas.

Síndrome do desfiladeiro torácico

Um dos diagnósticos relatados quando alguém tem dor no ombro e no braço é o da síndrome do desfiladeiro torácico. O espaço atravessado pelo grande vaso sanguíneo que vai para o braço é chamado de abertura superior do tórax. O espaço pode ser reduzido por uma costela extra, mas isso é bastante raro. Na ausência de uma costela extra, os médicos levantaram a hipótese de que os músculos do ombro podem comprimir o vaso sanguíneo e causar dor no braço. Não há evidências de que isso aconteça. Esta situação não deve ser confundida com o que acontece na TMS, quando a redução do fluxo sanguíneo levado por milhares de diminutas arteríolas para uma área que pode incluir músculos e nervos resulta em uma leve privação de oxigênio. Quando isso acontece no ombro, há dor muscular local e há sintomas nervosos no braço e na mão por causa do envolvimento dos nervos que vão para o braço e para a mão. Isso é muito diferente do que está sendo chamado de síndrome do desfiladeiro torácico.

Lesão por esforço repetitivo (LER)

Assim como ocorre com o problema da dor lombar, o diagnóstico equivocado e o manejo inadequado fizeram com que a lesão por esforço repetitivo tomasse proporções epidêmicas. Em 1993, estimou-se que a LER custava 20 bilhões de dólares por ano às empresas estadunidenses e que era responsável por 56% das doenças relacionadas ao trabalho. A síndrome do túnel do carpo, um dos componentes proeminentes da LER, foi responsável por um aumento de 467% nos pedidos de afastamento por invalidez nos Estados Unidos entre 1989 e 1994. Os analistas do setor estão muito cientes de que o problema continuou a aumentar desde 1994.

Como o termo indica, os sintomas são atribuídos a tarefas repetitivas, como trabalhar com um teclado de computador, por exemplo. Em muitos casos, o envolvimento muscular, nervoso e tendíneo é combinado com sintomas no pescoço, nos ombros, nos braços e nas mãos, muitas vezes, bilaterais. Os pacientes queixam-se de dor, dormência, formigamento e fraqueza, sintomas que sempre são provocados ou agravados por suas tarefas laborais. Em muitos casos, a síndrome do túnel do carpo é o diagnóstico principal. Dor, dormência e formigamento envolvem a mão e são atribuídos à compressão do nervo mediano por uma faixa transversal ao punho, o retináculo dos músculos flexores. No entanto, um especialista no assunto sugeriu que as manifestações dos distúrbios são mais bem explicadas pelo tipo de pequena anomalia vascular que é típica da TMS.

Vejamos alguns relatos clínicos de pessoas com LER.

- "Dor intensa nos dois braços [...], às vezes me sinto melhor, mas a dor nunca desaparece, então não consigo fazer meu trabalho normal. Começou há dois anos nos dois cotovelos e aos poucos passou a envolver minhas mãos, meus braços, ombros e pescoço. Tenho dificuldade para me vestir e me arrumar. Tenho insônia. Preciso de muitos travesseiros para apoiar os braços. O sexo é muito doloroso, por isso, não tenho muito interesse. Atividades domésticas são quase impossíveis, como cozinhar, limpar, fazer compras, lavar roupas. É difícil para mim cuidar do meu filhinho. Essa coisa invade todos os aspectos da minha vida. Praticamente tudo o que faço com os braços ou as mãos dói. É inacreditável."
- "Passei por dez médicos; a maioria diagnosticou síndrome do túnel do carpo. Trataram-me com fisioterapia durante um ano e com injeções de cortisona, que pareciam piorar a situação, e agora estão falando de cirurgia."
- "Em poucos dias ficou tão ruim que eu não conseguia nem levantar o braço direito. Pensei que nunca mais digitaria. O mais assustador era o fato de que, aparentemente, ninguém melhorava disso. Estou um pouco melhor agora, graças a um ótimo fisioterapeuta, mas não me curei. Preciso ter muito cuidado com o quanto digito. Passo muito tempo com os braços no gelo."
- "Acho que isso estava se desenvolvendo há anos. Lembro-me de ter a sensação de dormência nos dedos à noite e uma estranha sensação de fraqueza nos braços. Estou melhor, mas ainda preciso tomar muito cuidado para não exagerar."

Sem a teoria da TMS como base, seria impossível explicar esses sintomas. Um paciente disse: "Meu neurologista falou que era um problema reumatológico e meu reumatologista disse que era algo neurológico".

Pode-se perguntar: e as gerações de mulheres (e alguns homens) que trabalharam em máquinas de escrever durante muitos anos e nunca desenvolveram LER? São como os milhões de homens e mulheres que fizeram trabalho físico pesado por anos sem ter problemas graves nas costas ou no pescoço. As pessoas desenvolvem as manifestações mente-corpo que estão na moda. Há cinquenta anos, as pressões da vida produziam sintomas estomacais ou dores de cabeça. Hoje, é sobretudo dor nas costas, LER ou fadiga crônica.

É totalmente ilógico propor que, após milhões de anos de evolução, durante os quais nos tornamos a espécie dominante neste planeta, nossos corpos tenham se tornado incompetentes em termos de estrutura ou que tenhamos nos tornado tão frágeis que devemos ter cuidado com a forma como nos movemos, usamos nossos corpos ou nos envolvemos em atividades repetitivas. Isso é um absurdo total. Não somos feitos de papel machê; somos resistentes e resilientes, adaptáveis e rápidos em curar-nos.

Outro grupo de pessoas que sofrem com sintomas de LER há anos, muito antes de a LER ser identificada como uma síndrome, é o dos músicos. É muito fácil culpar as atividades repetitivas, intrincadas, muitas vezes extremamente fatigantes de um pianista ou um violinista por sentirem dores no pescoço, no ombro, no braço e na mão quando tudo o que eles têm é a TMS.

Lembro-me com clareza de um jovem violoncelista de uma orquestra que me procurou, a princípio, por conta de uma dor lombar. Quando conseguimos eliminar esse problema, ele começou a ter dores em várias partes dos braços, das mãos e dos ombros, a ponto de pôr sua carreira em risco. Felizmente, ele foi muito receptivo à teoria da TMS, recuperou-se por completo e permanece livre de dor desde 1988.

Assim como acontece com os problemas lombares, um exército de médicos e terapeutas confirma que os sintomas da LER são induzidos por fatores puramente físicos e sugere muitas soluções baseadas em evitar movimentos ou posturas supostamente prejudiciais. Gostaria de saber se o violoncelista teria vindo até mim se seus sintomas iniciais tivessem sido nos braços e nas mãos, em vez de ser nas costas. Como ele teve uma experiência bem-sucedida com o tratamento nas costas, ele entendeu a teoria da tentativa do cérebro de localizar a dor em seus braços e nas mãos.

Tratamento convencional

O tratamento para as síndromes da parte superior das costas, do pescoço e dos braços é o mesmo efetuado para a dor lombar – baseia-se em esteroides ou anti-inflamatórios não esteroides, fisioterapia, massagem e outros tratamentos físicos. Muitas pessoas buscam manipulação quiroprática depois de receber o diagnóstico de "subluxação" ou de um pequeno deslocamento na coluna. Com base na minha experiência, posso afirmar que não é possível deslocar elementos da coluna vertebral, exceto se houver traumas violentos como um acidente de carro, por exemplo. Qualquer alívio obtido com tais tratamentos tem base no fenômeno placebo. Com frequência, é prescrito o uso de colar cervical, bem como a tração cervical. O colar cervical deve imobilizar o pescoço, e a tração, afastar os ossos vertebrais cervicais. A cirurgia é comumente realizada quando há alterações neurológicas em um braço ou em uma mão ou uma hérnia de disco.

Quando a TMS é a causa dos sintomas, não há justificativa para nenhum destes tratamentos, uma vez que estes são prescritos com base em uma anomalia estrutural ou em um processo inflamatório que nunca foi identificado. A eliminação completa e permanente da dor depende de um diagnóstico preciso.

5. MANIFESTAÇÕES NOS TENDÕES

Tendinite no joelho

Embora praticamente qualquer tendão do corpo possa ser alvo da TMS, alguns têm ocorrências mais frequentes que outros.

O joelho é um dos locais mais comuns. A dor pode se manifestar em qualquer lugar na frente ou atrás do joelho; há muitos tendões em torno dessa articulação. O maior deles é o ligamento da patela (ou tendão patelar), que contém em seu interior a patela (a rótula do joelho, no caso); esse é o tendão do músculo quadríceps, o músculo que sustenta o peso e que impede o joelho de ceder durante uma caminhada ou uma corrida. A dor geralmente se manifesta em parte do tendão, acima ou abaixo da patela. Há muitos outros tendões, como os dos músculos isquiotibiais e dos músculos abaixo do joelho. Os ligamentos ao redor da articulação são estruturas importantes que ajudam a sustentá-la e podem ser um alvo para a dor. Tudo isso pode ser facilmente constatado no exame físico; o tendão afetado dói quando você o pressiona. O problema não envolve a articulação do joelho, mas, sim, os tendões ligados aos ossos que se localizam ao redor da articulação. Muitas vezes, a dor no joelho é atribuída a uma condição conhecida como condromalácia. É uma degeneração que ocorre por baixo da rótula, diagnosticada por meio de radiografia e, segundo minha experiência, indolor. Mais uma vez temos uma situação em que uma anomalia detectada em exame é responsabilizada pela dor porque o médico desconhece a existência da TMS. A dor também pode ser atribuída a uma patela instável ou à boa e velha artrite. Às vezes, uma pequena lesão em um menisco (cartilagem) é considerada a causa da dor. As lesões do menisco podem ser detectadas em exames de imagem e, muitas vezes, são indolores, mas recebem a culpa pela dor de fato causada pela tendinite da TMS.

Não raro, os pacientes afetados passam por uma cirurgia artroscópica. Atendi recentemente um paciente desses. Depois do procedimento artroscópico, ele continuou sentindo dor, então o cirurgião fez um segundo procedimento, sob a alegação de que uma dobra de tecido estava causando a dor. Mas a dor persistiu. Embora esse paciente tenha me procurado por causa da dor nas costas, informei-o da verdadeira natureza de sua dor no joelho; então, ele foi capaz de solucionar os dois problemas ao mesmo tempo. Embora seja menos comum, um inchaço no joelho pode acompanhar a tendinite. Quando tomei conhecimento disso, hesitei em dizer ao paciente que esses sintomas faziam parte da TMS. À luz do sucesso consistente no tratamento, porém, agora, estou bastante confortável com esse diagnóstico.

Tendinite no ombro

O ombro é um local comum de manifestação da TMS. O diagnóstico pode ser complicado, pois a dor nessa área pode ser consequência do envolvimento do plexo braquial, descrito no Capítulo 4. Muitas vezes, faz parte da LER.

A história do diagnóstico de dor nessa região (onde o braço encontra o ombro) é interessante. Antes do advento da ressonância magnética (RM), procedimento que permite o diagnóstico preciso de lesão do manguito rotador, os diagnósticos mais comuns eram bursite e depósitos de cálcio. Este último diagnóstico, muitas vezes, levava à remoção cirúrgica. Agora, o diagnóstico mais frequente é de lesão do manguito rotador.

Nunca pensei em questionar essa condição como causa de dor até ter a experiência descrita a seguir com uma paciente. Era uma mulher na faixa dos 50 anos cuja dor nas costas havia sido tratada com sucesso anos antes. Ela me ligou para dizer que havia desenvolvido dor em um dos ombros e que havia consultado alguns dos melhores ortopedistas da cidade. Como a ressonância magnética mostrou uma lesão do manguito rotador, ela passou por uma cirurgia. Então, embora a dor tivesse diminuído de intensidade, ela estava começando a sentir uma dor semelhante no ombro oposto e se perguntou se isso poderia ser uma manifestação da TMS. Eu disse que achava provável; então, marquei uma consulta para que pudéssemos fazer uma avaliação. Ela veio alguns dias depois e relatou que a dor havia desaparecido durante a noite depois que conversamos. Havia ainda uma leve sensibilidade quando pressionei um dos tendões do ombro.

Foi uma experiência importante para mim. Com certeza, tendões rompidos exigem reparo, sobretudo em atletas como arremessadores de beisebol, mas essa, reitero, é uma situação em que os médicos tratam radiografias em vez de pacientes. É minha prática agora tratar a dor no ombro como TMS se um tendão doloroso é encontrado no exame. Além disso, a literatura médica sugere que as lesões do manguito rotador podem fazer parte do processo de envelhecimento, assim como as alterações artríticas da coluna vertebral, sempre responsabilizadas pela dor de forma equivocada.

Tenho dito com frequência que a ressonância magnética tem sido uma bênção dúbia para pessoas com síndromes de dor. A hérnia de disco, a lesão do menisco, no joelho, e a lesão do manguito rotador, no ombro, todas estas dependem da ressonância magnética para identificação, e invariavelmente esses diagnósticos resultam em cirurgias muito bem-intencionadas, mas, em sua maioria, desnecessárias.

Cotovelo de tenista

Eis um antigo sucesso que foi eclipsado nos últimos anos por problemas mais dramáticos no joelho e pelas lesões do manguito rotador. Tenha em mente que a TMS precisa de apenas um local de dor por vez. Se a dor no joelho ou no ombro ocorrer com mais frequência, a incidência de dor no cotovelo pode diminuir. No entanto, ainda é comum e pode, como outros locais no braço, fazer parte da LER. Como a maioria das pessoas agora sabe, o cotovelo de tenista ocorre em muitas pessoas que não jogam tênis. Ainda é considerado um estiramento em um tendão que prende um músculo a um osso no cotovelo. Repouso e imobilização são os tratamentos usuais; injeções de esteroides são frequentemente empregadas. Como todas as manifestações da TMS, o cotovelo de tenista responde bem ao programa de educação se o paciente aceitar o fato de que a dor é consequência da TMS.

Tendinite no pé

O pé é um local muito importante da TMS. Quem já sofreu dor no pé sabe que essa dor pode ser bem incapacitante. Há muitos tendões no dorso do pé e ao redor do tornozelo — qualquer um deles pode ser alvo da TMS. A dor ocorre mais frequentemente na parte inferior do que na parte superior do pé. Situada mais na parte da frente, é chamada de metatarsalgia e, com frequência, é atribuída a um neuroma (um tumor benigno do nervo); a remoção cirúrgica do neuroma não é incomum. Quando a dor se localiza no arco do pé, é chamada de fascite plantar; no calcanhar, é bem comum ser atribuída a um esporão ósseo, caso seja detectado em radiografia. Como os pacientes têm mais dificuldade para aceitar que a dor no pé faz parte da TMS, ela tende a se prolongar. Os pés planos são quase sempre culpados de forma equivocada pela dor no pé.

Dores nas canelas

O termo familiar usado para atletas, por treinadores e médicos na área de medicina esportiva, é *canelite* (ou síndrome do estresse medial da tíbia) — refere-se à dor sentida ao longo da frente da perna, entre o joelho e o pé. Assim como outras síndromes de dor comuns, tem sido um mistério diagnóstico. Geralmente associada à atividade atlética, a canelite é outro exemplo de tendinite da TMS. Estudos recentes mostraram alterações radiográficas na tíbia, mas ainda estou inclinado a atribuir a dor à TMS.

A tíbia, principal osso da perna abaixo do joelho, é sentida com facilidade na frente da perna, pois fica logo abaixo da pele. Ligado a ela, ao longo de boa parte de seu comprimento, está o importante músculo tibial anterior. Ele pode ser sentido na perna direita logo à direita da tíbia. Esse músculo tem a responsabilidade principal de elevar a frente do pé ao andar ou correr; sua importância é óbvia. (Para sentir dor nesse músculo, caminhe o mais rápido que puder por pelo menos trinta minutos.) Pessoas com canelite sentem dor se você fizer pressão nesse músculo. O tendão do músculo tibial anterior é aderido à tíbia em toda a sua extensão. As canelites são tendinites da TMS. A dor causada pelo excesso de atividade muscular passa em um ou dois dias. Quando a dor persiste e se intensifica, é sinal de que a TMS implícita é a causa.

Estiramento dos músculos isquiotibiais

Uma ocorrência comum entre atletas, mesmo entre os que têm um excelente condicionamento, é a dor súbita na parte de trás da coxa durante a prática de um esporte. Por conta do início agudo dos sintomas, conclui-se que uma lesão muscular é a causa.

Tendo observado uma série de estiramentos dos músculos isquiotibiais em jogos de futebol americano profissional, e considerando as circunstâncias em que ocorreram e a recuperação relativamente rápida dos atletas, estou bastante inclinado a acreditar que os jogadores estão sofrendo ataques agudos de tendinite da TMS. Lembro-me em particular de um jogador de futebol que sofreu um estiramento dos músculos isquiotibiais em um jogo. Ele foi tratado de forma intensa na preparação para o jogo seguinte e, de fato, pôde ser titular uma semana depois. Jogou quase toda a partida, mas, em algum momento no final do terceiro quarto, ele precisou sair de novo por conta de um estiramento dos isquiotibiais — desta vez, na outra perna. Ao ser questionado por repórteres sobre o que achava que havia acontecido, ele disse que tinha usado demais aquela perna por conta de ter machucado a outra na semana anterior. É uma ideia ridícula! Não houve nenhuma mudança em sua corrida, ele não estava nem mancando. Eu o observei com atenção e não consegui encontrar uma justificativa para uma lesão quando ele desenvolveu a nova dor — então ele simplesmente começou a mancar. Era um homem que vivia sob altíssima tensão, ele era a estrela de sua equipe, o cara com quem todos contavam. A pressão sobre ele deveria ser enorme. Não me admiro que ele estivesse propenso a ter episódios frequentes de TMS.

Coccidínia (coccigodínia, coccialgia)

Uma série de tendinites menos comuns também compõe as manifestações da TMS. Na coccidínia, os tendões envolvidos são de músculos que se ligam a vários ossos pélvicos e ao sacro e ao cóccix. O sacro e o cóccix são frequentemente considerados extensões da coluna lombar. O cóccix é tudo o que resta da cauda nos humanos e em outros mamíferos evoluídos, como os chimpanzés. A dor é sentida na fenda entre os músculos glúteos, e é bem provável que seja consequência da TMS com manifestações nos tendões dos músculos que se ligam ao sacro, não ao cóccix. Essa dor se comporta como os sintomas lombares: pode ocorrer em circunstâncias peculiares, embora, como esperado, o ato de sentar-se invariavelmente a provoque.

De forma menos comum são atingidos os tendões dos músculos da coxa que se ligam aos ossos pélvicos, como os isquiotibiais e os adutores da coxa. Na maioria dos casos, os tendões apresentam dor à pressão dos dedos. Já tive pacientes com envolvimento do ligamento rijo na virilha, o ligamento inguinal. Qualquer tendão ou ligamento do corpo pode ser alvo da TMS.

Conclui-se, assim, a descrição das manifestações musculares, nervosas e tendinosas da TMS. Veremos a seguir uma das consequências mais angustiantes dessas síndromes de dor, a dor crônica, e uma das mais bizarras, à doença de Lyme.

6. DOR CRÔNICA E DOENÇA DE LYME

Dor crônica

Ainda me lembro de nossas tentativas no então Instituto de Medicina de Reabilitação do Centro Médico da New York University de estabelecer um programa para o tratamento da dor crônica, muitos anos atrás. Como eu estava começando a perceber que a maioria das dores nas costas era induzida no âmbito psicológico e a literatura médica sugeria que a dor crônica era resultado de fatores psicológicos, estabelecer um programa para tratar a dor crônica me parecia um bom objetivo a se perseguir. Nesse sentido, seguimos as diretrizes recomendadas pelos especialistas, montamos uma equipe multidisciplinar, composta de fisioterapeuta, terapeuta ocupacional, enfermeiro, psicólogo, assistente social e médico, e procedemos à admissão dos pacientes no programa. Os pacientes que tratávamos sofriam de várias condições estruturais dolorosas, como artrite da coluna vertebral, hérnia de disco e fibrosite (hoje chamada de fibromialgia). A dor que eles sentiam já durava mais de seis meses, apesar do tratamento, e era tão severa que dominava a vida desses pacientes. A dor impedia que trabalhassem normalmente e atrapalhava as relações sociais normais, e isso gerava uma série de problemas pessoais. Na maioria dos casos, os pacientes tomavam diversos medicamentos em doses elevadas.

O fator psicológico considerado primordial para o programa terapêutico derivava do fato de os pacientes estarem obtendo *ganho secundário* com a dor, o que significava que, inconscientemente, eles precisavam que a dor continuasse para que pudessem ser cuidados, para evitar responsabilidades ou evitar o trabalho e até, talvez, obter dinheiro. A maioria dos pacientes estava ansiosa e deprimida, tinha dificuldade para dormir, se alimentava mal e tinha aparência de doente. Claramente eles não eram mal-intencionados; dizia-se que o ganho secundário era inconsciente. A dor crônica foi proclamada como uma doença em si mesma.

Com base nessas observações, o programa desenvolveu-se da seguinte forma:

1. fazíamos testes psicológicos na admissão;
2. os membros da equipe faziam avaliações para determinar qual seria a contribuição de cada um dos membros no processo de recuperação;
3. não havia nenhuma discussão sobre dor nem recompensa pelo comportamento da dor;
4. estimulávamos as atividades físicas, vocacionais e sociais;
5. identificávamos e tratávamos os problemas psicológicos e sociais;
6. desenvolvemos um "coquetel" de medicamentos que o paciente vinha tomando e reduzimos gradualmente as quantidades de componentes, sem o conhecimento do paciente.

Todos nós participamos do programa com grande entusiasmo. Era perfeito para a medicina de reabilitação, porque tínhamos um trabalho rotineiro de equipe para tratar muitas condições incapacitantes. Não demorou para começarmos a suspeitar de que a base psicológica assumida para os transtornos era inadequada. Nossas avaliações psicológicas sugeriam que havia, de fato, poderosos fatores psicológicos atuando para perpetuar a dor, mas eles não causavam o ganho secundário. Um bom exemplo disso foi o caso de uma mulher que sofreu abuso sexual e emocional na infância de um modo tão grave que nos surpreendeu que tivesse sobrevivido a tudo. Ela estava quase totalmente incapacitada pela dor, tamanha era a fúria que carregava em seu inconsciente.

Cada vez mais discutíamos a dor com o paciente para investigarmos de onde ela vinha e descobrir por que desapareceria quando o "veneno" psicológico era detectado. Descobrimos que não era necessário reduzir a administração de medicamentos de modo oculto; os pacientes paravam de tomá-los de forma espontânea. E, assim, a explicação fisiológica para a dor foi descoberta. A dor crônica era a TMS em uma de suas formas mais severas. Não houve necessidade de formular uma classe isolada de doença para classificar a dor crônica.

Isso aconteceu há cerca de vinte anos, e o tempo apenas reforçou as nossas conclusões.

Qual é hoje o status do diagnóstico e do tratamento da dor contínua e severa? Existem centros para tratamento de dor em todo o país, que executam programas para tratar a dor crônica baseados na ideia de ganho secundário. Esses programas têm a aprovação de médicos e associações psiquiátricas e psicológicas oficiais. O *Manual diagnóstico e estatístico para transtornos mentais* especifica o transtorno de dor como um entre vários transtornos somatoformes, mas não identifica fatores inconscientes como a causa da dor. A palavra *somatoforme* identifica o mal como sendo físico.

Alguns médicos, no entanto, estão dando mais crédito às emoções. Em um artigo publicado no *New York Times* em 12 de dezembro de 1992, dizia-se que "a dor crônica derruba muita gente, mas carece de causa clara". Elisabeth Rosenthal citou um conhecido estudioso dos problemas da dor, o doutor John Loeser, da University of Washington: "Todas as evidências sugerem que, para a maioria das pessoas, a dor crônica é um distúrbio relacionado ao estresse, assim como as úlceras. A diferença é que, com a presença da dor, não sabemos onde colocar o tubo para olhar.".

No mesmo artigo, outro especialista foi citado: "Talvez não seja realmente dor, mas uma metáfora para ansiedade, depressão ou sofrimento espiritual. Usamos 'dor' para designar sofrimento físico e emocional, e, às vezes, as pessoas não conseguem distinguir muito bem.".

Eis uma evidência clara de que pessoas pensantes na medicina reconhecem a base psicológica para a dor crônica. No entanto, este é apenas o começo. A medicina ainda não reconheceu o processo pelo qual fortes emoções inconscientes induzem reações físicas. Sem esse conhecimento, a profissão está perdida em termos de diagnóstico, e a epidemia continua.

Doença de Lyme

Embora seja muito diferente das condições médicas já discutidas aqui, outro mal merece ser mencionado. Neste caso, temos um processo legítimo de doença ao qual diversos sintomas físicos são erroneamente atribuídos. A doença de Lyme é uma infecção bacteriana adquirida por meio da picada de um carrapato minúsculo que pode se manifestar em sintomas neurológicos e artríticos. Se alguém tem uma dor que não pode ser explicada por nenhum dos diagnósticos usuais e há evidência imunológica (com base em um exame de sangue) de essa pessoa ter sido infectada, os sintomas são atribuídos à doença de Lyme. Sempre que uma substância estranha como uma bactéria entra no corpo, o sistema imunológico ativa medidas de proteção. Uma delas é a criação de substâncias chamadas anticorpos, que se ligam às bactérias e as neutralizam. Os anticorpos são específicos para cada bactéria; cada um de nós tem muitos anticorpos diferentes circulando no sangue. A quantidade de um anticorpo específico pode ser medida em laboratório. Essa quantidade é conhecida como nível de anticorpos. Por meio desse teste pode-se determinar se um anticorpo para uma doença específica está ou não presente no sangue, e a sua quantidade. Atendi muitas pessoas com TMS cuja dor foi atribuída à doença de Lyme por terem no sangue anticorpos para a bactéria dessa doença.

Um dos muitos casos que encontrei foi o de um homem que atendi com TMS severa que não aceitou esse diagnóstico; mais tarde, descobriu-se que ele tinha anticorpos para a doença de Lyme. Ele processou por negligência os neurologistas que o atenderam a princípio, alegando terem falhado em testar anticorpos de Lyme. Era flagrante que seus sintomas eram de TMS, mas, na ausência de aceitação médica da TMS, os neurologistas tiveram dificuldade para se defender.

7. OS EQUIVALENTES DA TMS

Reações físicas aos estados emocionais são coisas comuns do dia a dia. Você quase sofre um acidente na estrada e seu coração dispara. Você está se levantando para falar a uma plateia e sua boca está seca. Você sente um frio na barriga. A transpiração flui abundante em uma situação tensa. Você reprime uma fúria repentina, e todas essas reações acontecem de uma só vez.

O corpo está intimamente ligado à mente e, em particular, às emoções. Como poderia ser de outra forma?

Os distúrbios que descreverei a partir daqui são um pouco mais complexos do que os que mencionei até agora, e todos parecem servir ao mesmo propósito que a TMS. Ou seja, são projetados para ser distrações da fúria inconsciente.

Muitas patologias físicas são equivalentes da TMS. Assim como as síndromes de dor, a maioria delas é basicamente inofensiva. Enquadram-se em sete categorias de distúrbios:

1. do sistema gastrointestinal;
2. do sistema circulatório;
3. da pele;
4. do sistema imunológico;
5. do sistema geniturinário;
6. do mecanismo cardíaco;
7. de diversos outros.

Com todos esses distúrbios, é essencial consultar seu médico para descartar doenças graves.

Distúrbios gastrointestinais

Por muitos anos, os distúrbios gastrointestinais foram os mais comuns dos distúrbios físicos induzidos no âmbito emocional.

Distúrbios do trato gastrointestinal superior

O esôfago, no alto do trato gastrointestinal, pode ser um local em que ocorre um espasmo, percebido como uma dor persistente no peito, logo abaixo do esterno. A extremidade inferior do esôfago dá a impressão de estar sendo espremida. Em uma forma mais grave, ocorre a constrição na junção esofágica com o estômago, às vezes, exigindo liberação cirúrgica. O alimento não é passado para o estômago e é regurgitado. Esta condição não é comum. Sintomas estomacais, no entanto, são comuns. Um dos mais prevalentes, a azia, é causado por hiperacidez e pode ser aliviado com preparações antiácidas. Ruminação, a regurgitação de pequenas quantidades de alimentos após uma refeição, é bastante comum. Desconforto estomacal leve é, muitas vezes, atribuído à gastrite. Alguns desses sintomas têm sido associados ao que é conhecido como hérnia de hiato. Azia e desconforto abdominal superior, quando em posição reclinada, são tidos como o resultado da herniação de uma pequena parte do estômago superior para dentro da cavidade torácica. Pode ser identificada na radiografia. O tratamento convencional consiste em ingestão de antiácidos e elevação da cabeceira da cama.

Acredito que todos os sintomas gastrointestinais superiores podem ser equivalentes da TMS e, portanto, induzidos no âmbito psicológico. Como a hérnia de hiato é uma anomalia estrutural, pode-se entender a relutância em atribuí-la a fatores emocionais. No entanto, ninguém nunca explicou o processo que produz uma hérnia de hiato. Sua associação com azia e refluxo esofágico sugere que ela também seja uma equivalente da TMS.

Embora não sejam tão comuns como costumavam ser, úlceras pépticas do estômago ou do duodeno ainda são um problema médico. Despertou grande interesse a descoberta de que pessoas com úlceras, muitas vezes (mas nem sempre), abrigam no estômago uma bactéria, a *Helicobacter pylori*. Essa bactéria é atualmente considerada a causa de úlceras estomacais e duodenais. Mas, então, como explicar quando a bactéria não é encontrada no estômago de alguém com úlcera? O *New York Times* relatou recentemente (em 7 de agosto de 1997) que cientistas sugeriram que a bactéria *Helicobacter pylori* tem sido um habitante benigno do trato intestinal de seres humanos e de nossos predecessores evolutivos há milhões de anos. Por que essa bactéria inofensiva de repente se tornaria patológica? A meu ver, ela não é patológica. Sua presença no estômago de algumas pessoas com úlcera não significa que ela seja a causa da úlcera. Pode ser simplesmente parte do processo ainda um tanto misterioso pelo qual uma úlcera se desenvolve. O que está claro para mim é que fatores emocionais iniciam esse processo.

A disposição da medicina contemporânea para aceitar a explicação da contaminação bacteriana como causa das úlceras é outro exemplo de seu viés filosófico, de que as emoções não desencadeiam distúrbios físicos.

Doenças graves como o câncer devem sempre ser descartadas antes de se concluir que os sintomas estomacais são induzidos pelo estresse. Isso vale para qualquer condição dolorosa. Felizmente, as úlceras estomacais benignas são muito mais comuns do que as malignas.

O caso a seguir é uma excelente ilustração da natureza dos distúrbios estomacais induzidos por questões emocionais. Um homem de 40 e poucos anos acompanhou sua esposa, que era minha paciente, a uma aula durante a qual falei sobre os muitos equivalentes da TMS. Algumas semanas depois, recebi uma carta desse homem me dizendo que os sintomas estomacais que ele havia sofrido todos os dias de sua vida nos últimos 25 anos haviam desaparecido. Ele compreendeu e aceitou o princípio da causalidade psicológica e emocional como a origem dos seus sintomas — e então ele melhorou.

Outra fonte de dor de estômago é o espasmo do piloro, o tecido muscular da saída do estômago que atua como um esfíncter, impedindo ou permitindo a passagem de alimentos do estômago para o intestino delgado. Esse é também equivalente da TMS.

DISTÚRBIOS DO TRATO GASTROINTESTINAL INFERIOR

Diarreia ou evacuações frequentes há muito tempo têm sido associadas a "estar nervoso" ou ter um "estômago nervoso". Irregularidade intestinal, dor abdominal, cólicas e excesso de gases dão origem aos diagnósticos de cólon espástico, colite e síndrome do intestino irritável. Todos esses sintomas, bem como a prisão de ventre, são em grande parte de origem psicológica.

Assim como a TMS, as doenças gastrointestinais são provocadas pelo sistema nervoso autônomo. Muitos sintomas são decorrentes de alterações na motilidade normal do trato inferior, que produzem evacuações frequentes e soltas, quando a motilidade é elevada, e prisão de ventre quando diminui. A *motilidade* está relacionada à ação peristáltica (contrações musculares) no intestino, que move materiais sólidos. Se o peristaltismo parar por completo, ou se os intestinos sofrerem espasmos, sintomas dolorosos ocorrerão. Todas essas mudanças são resultantes do processo psicológico descrito no Capítulo 1.

Distúrbios do sistema circulatório
Cefaleia tensional, enxaqueca, fenômeno de Raynaud

A cefaleia tensional e a enxaqueca são muito comuns e, às vezes, confundidas uma com a outra, pois a cefaleia unilateral e intensa, que pode ser acompanhada de náuseas e vômitos, é característica da enxaqueca, mas frequentemente também ocorre com a cefaleia tensional severa. Embora possam parecer semelhantes, pacientes com enxaqueca às vezes passam por um fenômeno visual pouco antes do início da cefaleia. Tecnicamente chamado escotoma cintilante, é uma linha irregular perturbadora, geralmente brilhante, no campo visual periférico, que dura cerca de quinze minutos.

A cefaleia tensional é classificada como um distúrbio circulatório, pois acredita-se que seja causada por isquemia local nos músculos do couro cabeludo, da mesma forma que a TMS provém da isquemia local nos músculos posturais, nos nervos ou nos tendões.

A enxaqueca, por outro lado, é causada pela constrição súbita de um único vaso sanguíneo dentro do cérebro. Parece ameaçador, mas raramente produz algo mais grave do que uma dor de cabeça.

Minha experiência com a enxaqueca, há muitos anos, deixou clara sua relação com fatores psicológicos. Como um jovem médico de clínica familiar, com os estresses e as tensões habituais do trabalho e da família, sofri de enxaquecas por uns seis anos. Um colega me falou sobre um artigo médico que ele havia lido que sugeria que a enxaqueca era o resultado da raiva reprimida. Como eu estava chegando à conclusão de que fatores psicológicos eram muito comuns em problemas médicos do dia a dia, fui receptivo a essa ideia. Quando as "luzes" premonitórias começaram, sentei-me e pensei em qual raiva eu poderia estar reprimindo. Anos depois, ficou claro para mim o que eu estava reprimindo, mas na época eu não tinha ideia. No entanto, para meu espanto, a dor de cabeça não voltou. Tampouco voltei a ter enxaqueca, embora continue a ter as "luzes dançantes" até hoje. Essas "luzes" me informam que estou reprimindo a raiva, e, às vezes, tenho que pensar muito para descobrir o motivo da raiva. Na maioria das vezes, o motivo é evidente.

Uma lição muito importante deve ser aprendida com essa experiência, que se aplica à TMS e a todos os seus equivalentes: em muitos casos, apenas reconhecer que um sintoma pode ter origem emocional é suficiente para acabar com ele. Eu não sabia o que estava inconscientemente gerando a minha raiva, mas estava disposto a aceitar que algo no âmbito psicológico era responsável pela minha dor de cabeça. Só o fato de ter consciência disso já evitou a enxaqueca de forma permanente.

Descobri algo semelhante quando comecei a fazer o diagnóstico de TMS, embora à época não o tivesse relacionado à minha experiência de enxaqueca. Eu dizia aos pacientes que suas dores nas costas eram induzidas por estresse e tensão e, se estivessem abertos a essa ideia, eles melhoravam. Durante muitos anos, embora eu entendesse que essa abordagem funcionava, não compreendia o motivo. A explicação está nas partes 1 e 3 deste livro. Contudo, o significado da observação não deve ser ignorado: um sintoma físico é eliminado pelo processo de pensamento. Não é um fenômeno mágico. Ao deslocar a atenção do domínio físico para o psicológico, o sintoma físico é banido. Eu tenho feito isso pessoalmente com enxaqueca, alergias a pólen, sintomas gastrointestinais e reações cutâneas. Meus pacientes relatam com frequência experiências semelhantes, assim como seus cônjuges.

O último dos distúrbios circulatórios que vou descrever aqui, o fenômeno de Raynaud, refere-se à tendência de as extremidades — as mãos e os pés — das pessoas reagirem excessivamente ao frio e ficarem esbranquiçadas ou até mesmo azuis. Trata-se de uma reação exagerada do sistema autônomo ao frio, restringindo a circulação do sangue nas extremidades como forma de conservar o calor. Esta reação é induzida no âmbito psicológico. Este é mais um exemplo de hiperatividade do sistema nervoso autônomo em resposta a estímulos emocionais.

Doenças da pele

Suspeito que muitas doenças da pele — como acne, eczema, urticária e psoríase — sejam induzidas por questões emocionais. Esta é uma teoria que a maioria dos dermatologistas clínicos rejeitaria.

O trabalho que está sendo realizado nos laboratórios de pesquisa dermatológica tende a apoiar essa afirmação. Pesquisadores do Departamento de Dermatologia da Escola de Medicina da University of Pennsylvania encontraram evidências de uma ligação potencial entre fatores cerebrais e uma resposta inflamatória celular detectada, em geral, em diversas doenças da pele. De acordo com um relato publicado por membros do departamento, "tal ligação poderia ter significado clínico na exacerbação comumente observada de muitas dermatoses, como psoríase e dermatite atópica, causadas por estresse emocional". Embora não tenham sido encontradas provas diretas da conexão entre estados emocionais e distúrbios dermatológicos específicos, tais estudos fornecem evidências convincentes de que essa descoberta será feita.

Minha experiência clínica mostra que o estresse emocional nesses distúrbios físicos não é necessariamente resultado de causas externas. É um processo interno que resulta em sentimentos fortes que a mente inconsciente considera perigosos e ameaçadores e que, portanto, devem ser reprimidos. Como descrito na Parte 1 deste livro, os sintomas físicos atuam no processo de repressão.

O estudo dermatológico que acabamos de observar é extremamente importante porque começa a preencher a lacuna que afirma que a mente e o corpo são entidades separadas, que não têm nada a ver uma com a outra.

Distúrbios do sistema imunológico

Os cientistas e médicos estão lentamente chegando à conclusão de que há conexões importantes entre processos emocionais e uma variedade de sistemas físicos, como a rede endócrina e o sistema imunológico. Alguns dos trabalhos mais interessantes estão sendo feitos por pesquisadores interessados no sistema imunológico. Um artigo publicado no

New England Journal of Medicine mostrou que "as influências do sistema nervoso central sobre o sistema imunológico estão bem documentadas e fornecem um mecanismo pelo qual os estados emocionais podem influenciar o curso de doenças que envolvem a função imunológica. A possibilidade de fatores emocionais influenciarem o curso de doenças autoimunes, câncer e infecção em humanos é um assunto de intensa pesquisa que não foi resolvido satisfatoriamente até este momento".

Discutirei doenças autoimunes e câncer mais adiante. Por enquanto, vejamos um grupo de doenças benignas que são exemplos de como as emoções afetam as funções imunológicas.

ALERGIAS

Nas reações alérgicas a pólen, poeira e mofo, o sistema imunológico reage de forma excessiva à substância estranha, produzindo os sintomas bem conhecidos de coceira nos olhos, espirros, secreção nasal e entupimento. A asma pode ter uma causa semelhante, embora as emoções possam exercer um efeito direto sobre o mecanismo respiratório, contraindo os bronquíolos, criando sibilância e dificuldade ao respirar.

Reações alérgicas em bebês são o resultado de um processo diferente, cuja causa é desconhecida.

Outro exemplo de hipersensibilidade é a urticária (ou angioedema). Na maioria das vezes, consiste em pequenos inchaços que coçam, mas pode ser mais extensa, com o inchaço de grandes segmentos da pele e tecidos subjacentes. Às vezes, a urticária faz parte de uma reação explosiva chamada anafilaxia, que induz desconforto respiratório e colapso vascular. Acredita-se que urticárias isoladas ou a anafilaxia são reações a alimentos ingeridos ou substâncias injetadas por humanos ou insetos. Os livros médicos dizem que essas reações são alérgicas, mas não informam o que desencadeia o processo.

As pessoas podem ter reações adversas a substâncias estranhas injetadas no corpo. Uma edição de outubro de 1974 do *Medical World News* trouxe o relato de que um radiologista de Cleveland havia concluído que as reações alérgicas (náuseas, vômitos, urticária e anafilaxia, às vezes, com risco de morte) ao corante injetado para estudos de raios X do sistema renal não eram alérgicas, mas emocionais, causadas por medo "onipresente e irracional". O doutor Lalli descobriu que, quando aliviava o medo de seus pacientes com uma "abordagem autoconfiante e tranquila, aliada a um comportamento calmo e uma conversa casual", era capaz de realizar sem nenhuma dificuldade repetidos exames urográficos, mesmo em pacientes com histórico de reações graves. O doutor Lalli documentou sua experiência em um artigo publicado na revista *Radiology*.

Minha experiência com a urticária é didática. Depois de ingressar no Exército, em 1943, apresentei-me como voluntário para a Força Aérea. Enquanto fazia um curso na University of Alabama e dez horas de instrução de voo em um avião leve, comecei a acordar de manhã com enormes áreas de urticária no rosto. Ao fazer os testes, o médico do Exército descobriu que eu era alérgico a um grande número de alimentos, os quais passei a evitar com atenção; no entanto, eu continuei a ter urticária. Fomos transferidos para uma instalação no Texas, para o processo de classificação (para as funções de piloto, navegador ou artilheiro), onde fomos informados de que a Força Aérea havia decidido que já tinha todas as pessoas de que precisava. Fomos todos mandados de volta de onde havíamos partido – em meu caso, voltei para o Departamento Médico. Os acessos de urticária desapareceram.

A minha experiência é um excelente exemplo das duas mentes de que falávamos. Minha mente consciente queria lutar contra os nazistas. A resposta de minha mente inconsciente foi: "Você não entende que voar em combate é perigoso? Está maluco?". Isso induziu a sequência de eventos fisiológicos que culminaram em urticária.

Os alimentos aos quais, segundo os testes, eu seria alérgico tiveram algum papel no processo? A mesma pergunta pode ser feita a alguém que tem uma reação severa a uma picada de inseto. Obviamente, existe uma conexão, mas a picada ou o alimento com certeza não são causadores; eles fazem parte do processo. Uma emoção inconsciente faz com que o sistema imunológico reaja ao alimento ou à picada de vespa.

A ciência médica continua a pesquisar os detalhes das reações alérgicas e o modo como o sistema imunológico funciona. É um sistema muito complicado; devemos ter cuidado para não confundir as intrincadas peças e as funções de uma máquina com aquilo que, a princípio, a faz funcionar. A eletricidade é o que faz um motor elétrico funcionar, não seus componentes.

A ciência médica moderna estuda os detalhes das doenças, mas rejeita os processos emocionais inconscientes como sua causa. Quando a medicina convencional estuda um possível papel psicológico na causalidade, tende a olhar para emoções percebidas, como ansiedade e depressão, e se baseia em perfis psicológicos para categorizar as pessoas. Infelizmente, as emoções e os perfis observados podem não nos dizer nada sobre o que está acontecendo no inconsciente.

Se alguém tivesse feito um teste de personalidade quando eu estava com urticária, não teria descoberto nada. Eu era jovem e queria muito lutar contra o inimigo; de fato, eu gostava de voar e não estava nem ansioso nem deprimido. Por outro lado, um psiquiatra ou um psicólogo de orientação analítica que suspeitasse da origem emocional das urticárias logo teria descoberto o que estava acontecendo em minha mente. Nem todo mundo, porém, precisa de um psicoterapeuta para descobrir o que está acontecendo quando têm TMS ou um de seus equivalentes — a maioria das pessoas precisa apenas de conhecimento. Todos nós geramos sentimentos inconscientes; às vezes, eles são preocupantes o suficiente para originar sintomas físicos.

Infecções

O segundo grupo de reações do sistema imunológico induzidas no âmbito emocional reflete uma resposta inadequada ou particular a agentes infecciosos. Resfriados frequentes ou infecções do trato urinário, herpes simples recorrente, infecções por leveduras, prostatite, acne — todos estes distúrbios são exemplos de resposta imunológica inadequada a um invasor.

Talvez as infecções sejam até mais comuns do que as reações alérgicas, mas raramente são reconhecidas como psicogênicas, porque nos acostumamos a pensar em uma doença apenas em termos do agente infeccioso que a produz. Os resfriados são causados por vírus, assim como a gripe e uma série de outras enfermidades. Uma dor de garganta pode ser causada por um vírus, com ou sem a presença de uma bactéria como o estreptococo; a meningite é causada por diversos organismos; a pneumonia, por outros. Tomamos medidas para evitar o contato com germes, somos imunizados com vacinas para nos proteger deles e ingerimos antibióticos para matá-los. Todas essas ideias são consistentes do ponto de vista da medicina.

Apesar de todos os nossos esforços para evitar as doenças, no entanto, nada é feito para melhorar a função do sistema imunológico, o sistema que em última instância supera a infecção, com ou sem antibióticos, ou que a previne antes que aconteça. O sistema imunológico é o departamento de defesa de seu corpo. As armas dele são substâncias químicas, artefatos inteligentes que se ligam ao agente infeccioso e o anulam e células que destroem ou absorvem o invasor. O sistema imunológico é de fato incrível, mas ele já está por aí há cerca de 570 milhões de anos, por isso creio que não devemos nos surpreender com sua eficiência.

Minha experiência clínica indica que as emoções podem amplificar, modificar ou reduzir a eficiência do funcionamento do sistema imunológico. A ciência desses processos ainda precisa ser explicada; eles estão esperando para ser estudados.

A SÍNDROME DE EPSTEIN-BARR

A síndrome de Epstein-Barr é um distúrbio mal definido, caracterizado por fadiga e por uma grande variedade de dores. Recebeu esse nome porque algumas pessoas com esses sintomas apresentaram um número elevado de anticorpos para o vírus Epstein-Barr (este é o vírus que causa a mononucleose infecciosa, portanto é provável que todos nós tenhamos anticorpos para ele em nossa corrente sanguínea). Muitos de meus pacientes com TMS relataram ter tido tais anticorpos em número elevado e foram informados de que sofriam da síndrome de Epstein-Barr.

Há cada vez mais evidências que sugerem que os anticorpos de Epstein-Barr são afetados por processos psicológicos. Um artigo publicado em 1994 no *Journal of Consulting and Clinical Psychology* relatou uma "diminuição no número de anticorpos para o vírus Epstein-Barr" em pessoas que tiveram a oportunidade de escrever ou falar sobre sentimentos que até então haviam sido reprimidos. Em outro estudo, pessoas que escreveram sobre seus sentimentos relacionados a um evento estressante produziram um aumento do número de linfócitos, células do sistema imunológico que combatem infecções. Esses estudos apontam claramente para o papel das emoções na alteração das funções do sistema imunológico.

Essa descoberta é de grande importância para a saúde pública. Os pedidos de invalidez baseados na síndrome de Epstein-Barr aumentaram 320% entre 1989 e 1994. Essa síndrome parece ser uma combinação de mau funcionamento do sistema imunológico (dando origem a números elevados de anticorpos) e sintomas de TMS, podendo ambos ser atribuídos ao processo emocional descrito na Parte 1 deste livro.

Distúrbios geniturinários

Talvez o distúrbio geniturinário mais comum seja a micção frequente (nictúria), particularmente à noite. De acordo com a sabedoria médica convencional, a nictúria pode ser um sintoma significativo, indicativo de diabetes, doenças cardíacas, doença renal ou outros distúrbios mais excêntricos, por isso deve ser levada a sério e estudada por seu médico. Na maioria dos casos, nada é encontrado. Portanto, podemos presumir que o sintoma é induzido no âmbito psicológico, sobretudo se você tem histórico de outros processos psicogênicos, como TMS ou distúrbios gastrointestinais.

Infecções frequentes do trato urinário inferior foram mencionadas na seção sobre o sistema imunológico. Essas infecções devem ser tratadas com antibióticos caso seja necessário, mas um bom manejo inclui atenção aos fatores psicológicos, pois estes são basicamente responsáveis pela infecção, tendo reduzido a eficiência do sistema imunológico e permitido que o agente infeccioso se instalasse.

A prostatite é frequentemente induzida por estresse. Inclui sintomas como desconforto, dor leve e ardência ao urinar. Muitas vezes, não há evidência de infecção. Os urologistas também sabem que a perda da libido e várias formas de impotência podem ser resultado de fatores psicológicos. Portanto, não é de surpreender que os estudos, muitas vezes, falham em encontrar uma razão física para a impotência.

Distúrbios do mecanismo cardíaco

Os equivalentes da TMS nesta categoria dizem respeito a distúrbios em frequência cardíaca e ritmo cardíaco.

A taquicardia auricular paroxística é caracterizada por uma frequência cardíaca muito acelerada que tem início de repente e que, com base em minha experiência, posso afirmar que é desencadeada por uma situação emocional. A intervenção médica é necessária para conduzir a frequência cardíaca de volta ao normal, caso isso não aconteça de forma espontânea.

Batimentos ectópicos, ou extras, são muito comuns e parecem ser o resultado de emoções inconscientes mais sutis, a julgar pela minha experiência com o distúrbio. Esses batimentos devem sempre ser avaliados, para que se descarte a ocorrência de doença cardíaca. Embora sejam mais comuns em repouso, podem ocorrer no curso de atividade física vigorosa. Batimentos ectópicos em uma pessoa com prolapso da válvula mitral (ou válvula atrioventricular, segundo a terminologia anatômica atual) são erroneamente atribuídos ao prolapso. Estão relacionados apenas na medida em que ambos são consequência de fatores estressantes. Haverá mais informações sobre o prolapso da válvula mitral na seção apropriada, mais adiante, neste livro.

Distúrbios diversos

Hipoglicemia

A hipoglicemia (baixo nível de açúcar no sangue) é outra condição cuja origem psicogênica é difícil de provar. Só posso expor a ideia, com base em evidências anedóticas, de que a hipoglicemia é induzida no âmbito psicológico e emocional. Eu a experimento de vez em quando, mas ela nunca persiste porque tenho consciência de sua causa. Como todos os sintomas psicogênicos, é muito suscetível à sugestão de placebo; então, alterar a dieta, embora não cure a hipoglicemia, normalmente faz com que ela diminua.

Tontura

Embora a tontura seja frequentemente atribuída a uma infecção nos canais semicirculares, posso afirmar, com base em minha experiência, que a maioria dos casos de tontura, incluindo os episódios ocorridos com vertigens, é induzida por estresse. Naturalmente, a tontura deve ser avaliada por especialistas apropriados, mas, quando nenhuma outra causa é encontrada (como geralmente é o caso), a verdadeira causa se torna óbvia. Infelizmente, a falha em reconhecer a natureza psicogênica do problema, muitas vezes, leva a tratamentos que ajudam a perpetuar os sintomas, em vez de aliviá-los. Os tratamentos podem ser benignos, mas fomentam a ideia de que um agente infeccioso é o responsável, permitindo, assim, que a mente continue com as distrações. Já tive pacientes cuja tontura desapareceu de imediato quando descobriram que ela era induzida por fatores emocionais e psicológicos.

ZUMBIDO (*TINNITUS*)

Este é um sintoma muito perturbador, comumente conhecido como "zumbido no ouvido". Pode ser sinal de um distúrbio auditivo ou neurológico e deve sempre ser investigado de modo minucioso por especialistas. Se nenhuma outra causa for encontrada, pode-se presumir com segurança que é um equivalente da TMS. Muitos pacientes com TMS relataram ter tido o sintoma em algum momento e perceberam que ele desapareceu quando a dor nas costas teve início. É difícil evitar a conclusão de que ele está servindo ao mesmo propósito psicológico que a TMS.

SÍNDROME DA FADIGA CRÔNICA (SFC)

Este distúrbio continua a intrigar a comunidade médica, que não consegue defini-lo nem identificar sua causa. Fadiga, dores inespecíficas e infecção crônica somadas ao fracasso clínico em encontrar sinais laboratoriais ou físicos característicos do distúrbio deixam médicos frustrados e com uma sensação de impotência. Dificuldade de concentração, distúrbios de humor e depressão têm sido observados em muitos pacientes com SFC, mas alguns estudiosos do distúrbio reclamam que nenhum diagnóstico no *Manual diagnóstico e estatístico de transtornos mentais* identifica a pessoa com SFC, o que leva a supor que não se trata de um transtorno mental.

Tanto a comunidade não psiquiátrica quanto a psiquiátrica rejeitam o conceito de psicogenicidade. Como já disse antes, o termo *psicossomático* não aparece no *DSM-IV*. Com exceção dos sintomas de conversão, agora raros, a medicina não acredita que fenômenos inconscientes produzam sintomas físicos. Os médicos estão condenados, portanto, a permanecer ignorantes a respeito da causa de doenças como a SFC e a síndrome de Epstein-Barr. As pesquisas sobre SFC, fibromialgia e dor miofascial identificam semelhanças entre tais distúrbios por um bom motivo — sua causa é a mesma.

Uma revisão abrangente de todos os aspectos da SFC foi publicada em outubro de 1996 no relatório de um grupo de trabalho conjunto de três Royal Colleges — cientistas em geral, psiquiatras e outros médicos. Com base em pesquisas publicadas, assim como na própria experiência clínica, eles analisaram a definição de SFC, suas possíveis causas e os testes diagnósticos que devem ser feitos em pacientes com a síndrome e o tratamento a ser aplicado.

O grupo não conseguiu identificar um processo de doença (por exemplo, infecção, câncer etc.) como possível causa, mas descobriu que mais da metade das pessoas com SFC sofria com um ou mais dos seguintes fatores: depressão, distúrbio do sono, falta de concentração, agitação, sensação de inutilidade, culpa, pensamentos suicidas e mudança de apetite ou de peso. Outros 25% sofriam de ansiedade e do que a equipe de investigação chama de transtorno de somatização, com sintomas físicos que estão associados à depressão e à ansiedade.

O relatório enfatizou que os profissionais devem aceitar os sintomas como reais (em vez de achar que são imaginários ou que os pacientes são hipocondríacos). As abordagens terapêuticas mais promissoras foram o aumento gradual da atividade física e a terapia cognitivo-comportamental, uma forma de psicoterapia que visa a "aumentar a atividade, reduzir o comportamento de evitação, melhorar a confiança e o controle de doenças, reavaliar a compreensão da doença, combater a depressão e a ansiedade e buscar padrões implícitos de pensamentos e suposições que possam contribuir para a incapacidade".

Embora não acerte por completo o alvo, este relatório é um documento importante. Ele aponta na direção da psicologia como fator dominante na SFC, tanto em sua causa quanto em seu tratamento. Os profissionais médicos devem reconhecer que os sintomas psicológicos e físicos podem ser o resultado de fortes sentimentos inconscientes. Dor, fadiga, ansiedade e depressão são todos sintomas. A abordagem terapêutica deve ser cognitivo-analítica. Não se pode "combater" a ansiedade e a depressão; você deve encontrar as razões por trás delas. Quando o paciente confronta os sentimentos inconscientes responsáveis por seus sintomas, os sintomas desaparecem.

Disfonia espasmódica

A disfonia espasmódica, antes chamada de disfonia espástica, é um distúrbio da voz causado pelo espasmo das cordas vocais (laringoespasmo). Durante muitos anos os médicos achavam que sua origem fosse psicológica, mas, como acontece com tantas outras doenças, os estudiosos contemporâneos acreditam que a maioria dos casos é neurogênica, isto é, resultado de um distúrbio no cérebro. Alguns casos ainda são diagnosticados como psicogênicos, porém, em outros casos, a causa não é clara (idiopática).

Há dois tipos principais de disfonia espasmódica (DE): a forma adutora, na qual as pregas vocais ficam mais ou menos fechadas, produzindo um tipo de fala forçada, estrangulada e espasmódica; e a forma abdutora, em que os cordões são mantidos separados, de modo que a voz soa ofegante ou desaparece de forma intermitente.

Com base nos poucos pacientes que atendi que sofriam de DE, todos com síndromes de dor nas costas, minha suspeita é de que a maioria dos casos de disfonia espasmódica seja psicogênica, e não são identificados como tal porque a pessoa não está sofrendo nenhum problema psicológico óbvio. As emoções relevantes estão reprimidas no inconsciente.

A dificuldade das pesquisas sobre transtornos como TMS e DE é que os testes psicométricos não revelam a presença de sentimentos reprimidos. É totalmente compreensível; os sentimentos que são mais dolorosos e indesejáveis são reprimidos de modo mais profundo e é mais difícil chegar até eles.

Um excelente estudo publicado no *Journal of Communication Disorders* ilustra o problema desta pesquisa. O autor verificou que dez dentre dezoito pacientes com DE eram ansiosos ou deprimidos e que cinco dos dez eram as duas coisas. Além disso, os pacientes com DE queixaram-se de sintomas físicos mais do que seus pares dentro de um grupo controle que foram classificados por idade e gênero e entre destros ou canhotos.

Do meu ponto de vista o estudo não encontrou a razão psicológica para a DE em nenhum dos pacientes, pois não revelou o que estava sendo reprimido no inconsciente. A ansiedade ou a depressão observada nos dez pacientes era obviamente reflexo de um problema mais básico no inconsciente que produzia esses transtornos.

Psicólogos e psiquiatras com orientação analítica são criticados por não produzirem dados objetivos que sustentem suas conclusões sobre distúrbios psicossomáticos. Infelizmente, a maioria das medidas psicométricas é inútil porque o que medem não é relevante para o problema em questão. Trazer à tona sentimentos poderosos e assustadores só pode ser feito por um terapeuta competente. Não consigo imaginar um teste psicométrico que possa fazer a mesma coisa, embora tenha certeza de que traria um benefício para a humanidade se alguém fosse capaz de concebê-lo.

Além dos casos discutidos aqui, há um grande número de distúrbios físicos induzidos no âmbito psicológico que são menos comuns, mas igualmente incapacitantes. Condições oftalmológicas não diagnosticadas, a síndrome da boca seca e a laringite idiopática, por exemplo, são psicogênicas. Acredito que nenhum órgão ou sistema do corpo está imune ao envolvimento psicogênico.

É importante evitar a conclusão pejorativa de que, como as emoções estão implicadas na etiologia, são os pacientes que estão produzindo doenças em si próprios. Isso não é mais lógico do que se sentir culpado por "deixar" bactérias entrarem no corpo. Pessoas com doenças psicogênicas não estão adoecendo de propósito ou fingindo estar doentes. O que estamos vendo é a interação de processos complicados, tanto fisiológicos quanto psicológicos, que estão fora da percepção e do controle consciente. Muitos fatores genéticos e ambientais contribuem para o produto final chamado personalidade. Seu desenvolvimento é um processo extremamente complexo que estamos apenas começando a entender. Sentir-se culpado por distúrbios emocionalmente induzidos é inútil e ilógico. Felizmente, compreender as emoções e saber como elas levam à disfunção corporal é, de fato, terapêutico. Essa é a lição que aprendi em minha experiência com a TMS e seus equivalentes.

Os distúrbios que acabei de descrever sob o título de TMS e seus equivalentes são, sem dúvida, responsáveis por uma proporção substancial dos males médicos do mundo ocidental. Sua gestão adequada aliviaria muito o sofrimento e reduziria o enorme custo dos cuidados médicos que hoje onera a sociedade moderna.

8. DISTÚRBIOS NOS QUAIS AS EMOÇÕES PODEM DESEMPENHAR ALGUM PAPEL

Embora haja uma relação clara e direta entre as emoções e a TMS e seus equivalentes, há apenas observações sugestivas de que processos inconscientes façam parte da gênese dos distúrbios que estamos prestes a discutir. Pelo fato de esses distúrbios serem mais graves e, muitas vezes, fatais, a possibilidade de as emoções desempenharem um papel etiológico importante em tais distúrbios exige um estudo intensivo. Acredito que grande parte das pesquisas que têm sido feitas sobre esses distúrbios é falha, pois não se considera a possibilidade de as emoções contribuírem para o seu surgimento; portanto, esse fator não é incluído nos projetos das pesquisas. Estudos recentes deixaram poucas dúvidas de que o cérebro está intrinsecamente envolvido em diversos sistemas corporais que antes se pensava funcionar de forma autônoma. No entanto, os pesquisadores levam em consideração os fatores emocionais apenas no contexto de sua influência no *curso* de doenças autoimunes, câncer ou infecção — não em sua *causa*.

Doenças autoimunes

Ao contrário do que ocorre na TMS e em seus equivalentes, as doenças autoimunes são caracterizadas por uma alteração patológica dos tecidos que pode se tornar permanente. É algo particularmente diabólico, porque os processos que levam à destruição de tecidos são gerados no corpo da pessoa, daí a designação *auto*. As doenças autoimunes podem ser exemplos de um mau funcionamento do sistema imunológico.

O grupo dessas doenças inclui artrite reumatoide, esclerose múltipla, diabetes, doença de Graves, periarterite nodosa, lúpus eritematoso, miastenia grave, anemia hemolítica, púrpura trombocitopênica, anemia perniciosa, doença de Addison idiopática, glomerulonefrite, síndrome de Sjögren, síndrome de Guillain-Barré, alguns casos de infertilidade e possivelmente um grande número de outras doenças. Está além do escopo deste livro descrever tais doenças.

Muitas pesquisas demonstram a diversidade de formas pelas quais o cérebro pode regular o sistema imunológico. Por exemplo, os inúmeros hormônios secretados pela glândula hipófise (ou pituitária) que têm efeitos diretos e indiretos sobre o sistema imunológico estão sob o controle do hipotálamo, que, por sua vez, pode ser influenciado por níveis cerebrais mais elevados (supra-hipotalâmicos), aqueles que estão relacionados ao pensamento e à emoção.

Em seu livro *Anatomy of an Illness*, Norman Cousins descreveu sua experiência com a artrite reumatoide, uma doença autoimune clássica. Ele estava piorando progressivamente quando decidiu intervir em causa própria, por assim dizer. Ele se lembrou do trabalho de Walter B. Cannon sobre a sabedoria do corpo e, em especial, das observações de Hans Selye de que fatores emocionais, como frustração ou fúria reprimida, poderiam levar à exaustão adrenal, a qual, sabemos a partir da pesquisa moderna, pode prejudicar significativamente a função imunológica. Cousins curou-se por meio da aplicação do que chamou de "emoções positivas", para neutralizar o efeito das "emoções negativas". Ele também atribuiu sua recuperação a altas doses de vitamina C, mas admitiu que isso pode ter sido resultado de um efeito placebo.

O livro de Cousins e um artigo que ele escreveu para o *New England Journal of Medicine* causaram uma forte impressão no público em geral e nos médicos da época. O movimento de busca a profissionais de métodos alternativos de tratamento já havia começado. Historicamente, muitos médicos acreditavam no poder da mente. Cousins, no entanto, deve ter pregado aos convertidos, pois a maior parte da comunidade médica continuou a seguir a abordagem mecanicista de diagnóstico e tratamento que, com tanta eloquência, ele criticou. A medicina convencional ainda não percebeu que o movimento em busca da medicina alternativa nos Estados Unidos reflete seu próprio fracasso em lidar de modo efetivo com uma ampla variedade de males, dos quais as síndromes de dor são o melhor exemplo.

Talvez possa ser interpretado como um leve sinal de esperança o fato de um artigo e um editorial terem sido publicados no *Journal of the American Medical Association*, em abril de 1999, sobre o benefício físico de escrever a respeito de experiências estressantes em pacientes com artrite reumatoide e asma. Este estudo é semelhante ao relatado na página 135, que descreve que discorrer sobre situações emocionalmente perturbadoras produz uma queda nos níveis de anticorpos de Epstein-Barr. De acordo com nossa classificação, a asma é equivalente à TMS, mas a artrite reumatoide, que é uma doença autoimune, não. Esta é mais uma evidência de que fatores emocionais desempenham um papel na etiologia das doenças autoimunes. O fato de o estudo ter justificado um editorial intitulado "Expressão emocional e desfecho da doença" é base para um reticente otimismo, que nos levar a crer que a comunidade médica nos Estados Unidos está começando a tomar consciência da relação entre emoções e doenças físicas.

Distúrbios cardiovasculares

Hipertensão

Embora eu tenha tratado alguns pacientes que desenvolveram hipertensão (pressão alta) depois que conseguiram se livrar da dor, esta não foi incluída como um equivalente da TMS por uma série de razões.

Primeiro, porque ela é um distúrbio sem sintomas. Até que sua pressão sanguínea seja medida, as pessoas não sabem que têm hipertensão, exceto em casos raros. Portanto, não há nenhuma distração ou estratégia de evitação ocorrendo nesses casos.

Em segundo lugar, a hipertensão pode gerar algum problema clínico tão grave como a aterosclerose (endurecimento das artérias) por exemplo, e a dilatação do coração, colocando-se em uma categoria diferente da TMS e de seus equivalentes.

Por fim, alguns casos de hipertensão são considerados genéticos, o que não ocorre com a TMS ou com qualquer um de seus equivalentes, e há ainda casos derivados de distúrbios muito específicos, como doença renal ou um tumor suprarrenal conhecido como feocromocitoma.

Embora não seja equivalente à TMS, há evidências de que em parte a hipertensão seja um distúrbio psicogênico. No Centro

Cardiovascular do Cornell Medical College, do New York Hospital, um clínico médico, Samuel J. Mann, concluiu que emoções reprimidas, e *não* "estresse conscientemente percebido e relatado", desempenham o papel principal no desenvolvimento de muitos casos de hipertensão. Suas descobertas são motivo de entusiasmo; representam um avanço no campo da medicina "física". Em última análise, médicos como o doutor Mann e eu devemos reconhecer a natureza psicogênica dos distúrbios físicos, pois os sintomas físicos são do nosso domínio, e não dos psiquiatras. Os pacientes atendidos pelos psiquiatras representam apenas uma pequena proporção da população que sofre de distúrbios de origem psicossomática — que, a princípio, parece incluir todo mundo.

Outro grupo de pesquisadores da mesma instituição, coordenado pelo doutor Peter Schnall, demonstrou de forma conclusiva que a hipertensão está relacionada à "tensão no trabalho" e identificou a falta de controle como um fator específico importante. Não é difícil imaginar que essa falta de controle se traduza em fúria inconsciente, que não pôde ser expressada por motivos óbvios e foi reprimida de modo automático.

A hipertensão é uma condição que parece ser mais grave do que a TMS e seus equivalentes, mas não tão grave quanto outras condições cardiovasculares, as doenças autoimunes ou o câncer. No âmbito psicológico, poder-se-ia aventar a hipótese de que a necessidade de apresentar uma patologia física é maior em hipertensos do que em pacientes com TMS, mas não tão elevada quanto naqueles que desenvolvem doenças mais sérias. Reitero que isso pode estar relacionado à magnitude da fúria e à profundidade da repressão. Quanto mais profunda a repressão da fúria, maior o potencial para uma doença séria. Essa ideia é, claro, altamente teórica.

ARTERIOSCLEROSE, ATEROSCLEROSE, ENDURECIMENTO DAS ARTÉRIAS

Estas são todas designações para denominar o acúmulo de gordura (placas) na superfície interna das artérias, que resulta em estreitamento destas e pode gerar um bloqueio. No cérebro, o resultado pode ser um acidente vascular cerebral (AVC); no coração, pode ser uma grande variedade de reações, como um infarto do miocárdio (ataque cardíaco). Artérias de qualquer parte do corpo podem ser afetadas, gerando problemas tão diversos como distúrbios circulatórios nas pernas, doença renal ou cegueira, por exemplo. A possibilidade de uma arteriosclerose se desenvolver ou não e a rapidez com que pode se desenvolver dependem de diversos fatores, como hereditariedade, predisposição, dieta, presença de diabetes, rotina de exercícios e aspectos emocionais.

Os doutores Meyer Friedman e Ray Rosenman, no livro *Type a Behavior and Your Heart*, sugeriram que fatores psicológicos podem desempenhar um papel no desenvolvimento da aterosclerose das artérias coronárias. Atualmente, é quase parte da cultura categorizar algumas pessoas no tipo A. O livro sugere que ser ambicioso, *workaholic*, agressivo, competitivo, hostil — os atributos da personalidade do tipo A —, de alguma forma, predispõem uma pessoa à arteriosclerose coronariana. Outras pesquisas sugerem que a hostilidade é a mais importante dessas características de personalidade. Uma vez que a hostilidade *pode ser* a manifestação externa da fúria interna, é razoável considerar que a fúria seja o principal fator. Os traços de personalidade do tipo A são semelhantes aos que levam à TMS e a seus equivalentes.

Um estudo publicado em 1990 corroborou a importância dos fatores emocionais no desenvolvimento da aterosclerose das artérias coronárias. Dean Ornish e seus colegas da Escola de Medicina da University of California demonstraram que as placas arterioscleróticas nas artérias coronárias poderiam de fato ser reduzidas no decorrer de alguns meses se os pacientes aderissem a um programa que consistia em uma dieta especial, atividades de gerenciamento de estresse como meditação, relaxamento, imaginação guiada e técnicas de respiração, exercício aeróbico moderado e discussões em grupo para apoio social e incentivo para manter-se no programa. Os pacientes do grupo de controle apresentaram um aumento gradual da aterosclerose, enquanto os pacientes do estudo apresentaram menos episódios de angina cardíaca (dor) e redução do endurecimento das artérias coronárias. A meu ver, a atenção aos fatores psicológicos foi a principal razão para a redução da aterosclerose coronariana.

Se os fatores emocionais são uma das principais causas de arteriosclerose nas artérias coronárias, é lógico concluir que têm atuação na aterosclerose em todo o corpo.

PROLAPSO DA VÁLVULA MITRAL (PVM)

Esta é uma anomalia estrutural interessante e misteriosa em uma das válvulas cardíacas. Parece ser inofensiva, uma vez que não impede a função cardíaca normal. Variando em gravidade de ano para ano, em algumas pessoas ela desaparece por completo.

Pesquisas nos levaram a descobrir que a condição parece ser resultado de uma atividade do sistema nervoso autônomo como a TMS e muitos de seus equivalentes. Um editorial não assinado da revista *Lancet*, em 3 de outubro de 1987, apresentou um artigo revisado da literatura médica que ligava o sistema nervoso simpático ao PVM e observou que uma disfunção autônoma semelhante é encontrada em pessoas com ansiedade. Acredito que as mudanças químicas que têm sido associadas tanto à ansiedade quanto ao PVM são o resultado de fenômenos emocionais inconscientes e que a fúria reprimida pode ser o denominador comum nessas condições médicas que parecem ser tão díspares. Mais uma vez, a psicologia conduz a química, e não o contrário.

Outro estudo observa a alta incidência de PVM em pacientes com fibromialgia, que faz parte da TMS.

Na minha experiência, o PVM não é a causa de irregularidades do ritmo cardíaco, como em geral se supõe. Ambos são psicossomáticos e, portanto, podem coexistir. Pessoas com PVM podem passar longos períodos sem batimentos cardíacos irregulares, enquanto o prolapso da válvula mitral está presente o tempo todo.

Câncer

Muitos estudos e observações ao longo dos anos têm sugerido o possível papel das emoções na etiologia e no desenvolvimento do câncer. Para quem se interessa pelo assunto, sugiro a leitura das obras de Lawrence LeShan, Kenneth Pelletier, Carl Simonton, Steven Locke e Lydia Temoshok. O livro *The Healer Within* (escrito pelo doutor Locke em parceria com Douglas Colligan) traz uma excelente revisão do trabalho que tem sido feito neste campo ao longo dos anos.

Há amplas evidências de que fatores psicológicos desempenham algum papel na gênese e no desenvolvimento subsequente do câncer. Ainda não foi determinado qual é exatamente esse papel.

É muito provável que todos os seres humanos produzam com regularidade alguns tumores, mas o sistema imunológico os reconhece como entidades indesejáveis e prontamente os destrói. Terão as emoções alguma participação nesse estágio inicial da carcinogênese, quando os novos tumores representam apenas algumas células malignas? Esta é uma questão que deve ser abordada nas pesquisas sobre o câncer.

Se o sistema imunológico falha nessa primeira missão, as células cancerígenas continuam a se reproduzir e o tumor cresce. Poderão as emoções desempenhar algum papel nesta segunda fase? No capítulo sobre o câncer e a mente em seu livro *The Healer Within*, Locke e Colligan descreveram a pesquisa de Lydia Temoshok em pacientes com melanoma maligno. Ela e seus colegas descobriram que a maioria desses pacientes tinha uma imensa necessidade de ser simpático. Eles nunca expressavam raiva, nem medo nem tristeza e tendiam a se preocupar com seus entes queridos e não consigo mesmos. Sentimentos ruins não eram liberados. Que interessante, pensei, que muitos pacientes com TMS tenham os mesmos traços de personalidade! Por que eles tiveram TMS em vez de melanoma maligno?

A teoria que proponho é que, por baixo do exterior simpático de alguns pacientes com câncer há uma fúria gigantesca, que é tanto o resultado da compulsão por ser uma boa pessoa (bom-mocismo) quanto a fonte dessa necessidade. Como foi dito na Parte 1 deste livro, a compulsão por agradar é enfurecedora para o eu interior narcísico, e, ao mesmo tempo, o pai que está na mente diz: "Você é uma pessoa muito desagradável e raivosa por dentro. É melhor você ser legal!". Devemos nos acostumar com a ideia de que o cérebro-mente é um conglomerado de pensamentos e sentimentos que, muitas vezes, estão em conflito uns com os outros. Não é o órgão arrumadinho, bem organizado e lógico que gostaríamos que fosse.

Outros fatores psicológicos têm sido relacionados ao câncer. Há anos os psicólogos o associam à melancolia e à depressão. Eventos traumáticos da vida são frequentemente precursores do câncer. Alguns pacientes com câncer reprimem suas emoções, outros se sentem desesperados e desamparados, e muitos têm um histórico de relacionamento ruim com os pais. Todos esses aspectos foram observados também em pacientes com TMS e seus equivalentes. De novo, por que os pacientes com TMS têm um processo basicamente benigno em vez de câncer?

Um ponto essencial para a teoria da TMS é que muitos aspectos da vida são fontes de pressão, como descrito na Parte 1 deste livro, e essas pressões induzem a fúria interna. A interação psicodinâmica entre perfeccionismo, bondade e fúria é um exemplo. Eventos estressantes da vida são enfurecedores no inconsciente; as deficiências de criação pelos pais e os abusos sofridos na primeira infância e na infância, às vezes, resultam em fúria permanente.

De acordo com a teoria da TMS, se o resultado da fúria acumulada for a TMS e seus equivalentes, uma doença autoimune, distúrbios cardiovasculares ou câncer, pode ser função da magnitude da fúria e da profundidade ou da força de sua repressão. Pessoas que sofrem grandes perdas pessoais, como a morte de um dos pais ou do cônjuge de quem dependiam emocionalmente, podem gerar enormes quantidades de fúria, o suficiente para produzir um câncer. A razão pela qual muitos fatores psicológicos têm sido relacionados ao câncer é que todos eles induzem a fúria interna. A meu ver, esse é o denominador comum que leva a uma variedade de reações psicossomáticas, algumas benignas, outras malignas. Obviamente, se alguém vai empregar a psicoterapia em um esforço para reverter um processo psicossomático, o trabalho deve ser feito com base nas fontes da fúria, não na fúria em si.

Minha experiência com a TMS me deu uma oportunidade única de teorizar sobre o assunto. Venho lidando de forma bem-sucedida com um distúrbio que, na maioria dos casos, é claramente o resultado da fúria reprimida, e o fiz ensinando os pacientes a reconhecerem esse fato e, se necessário, trabalhar junto a um psicoterapeuta. Como será visto na Parte 3 deste livro, de 85% a 90% dos pacientes são bem-sucedidos sem psicoterapia. Ainda não posso afirmar que meu programa seria aplicável a pessoas com doenças autoimunes, cardiovasculares ou cancerígenas. O princípio pode ser aplicado, mas suspeito que o processo terapêutico seria muito mais árduo com essas doenças mais graves do que com a TMS.

Isso me remete a uma das curas milagrosas do câncer mais recentes, relatadas, a princípio, na revista *Vogue*. Alice Epstein foi diagnosticada com um câncer renal muito maligno e informada de que não teria muito tempo de vida. Ela rejeitou esse prognóstico, passou a examinar com atenção sua vida e deu início à psicoterapia. Ela sobreviveu e relatou sua experiência em um livro.

Norman Cousins e outros vêm discutindo esse processo há anos.

Há muitas perguntas a serem respondidas e mistérios a serem desvendados no âmbito da medicina mente-corpo. Por exemplo, o que determina se o cérebro escolherá câncer ou doença cardiovascular ou autoimune quando a fúria está oculta de forma mais profunda? Será mais fácil identificar os processos fisiopatológicos envolvidos em cada caso do que determinar por que o câncer ou por que a artrite reumatoide ou uma doença arterial coronariana se instauram.

O *Homo sapiens* representa o máximo em evolução, pelo menos neste sistema solar. A cereja do bolo de nossa espécie é, sem dúvida, a mente, ainda em evolução, mas já bastante notável. O poder da fala e o poder do pensamento criativo, para mencionar apenas duas das habilidades da mente, são tão especiais e complexos que ainda não temos noção de como eles se desenvolvem.

O estudo das emoções também está em sua infância; tanto que muitos cientistas e médicos ainda não estão cientes do impacto das emoções na função corporal. O objetivo deste livro é chamar a atenção para essa conexão.

PARTE 3

O tratamento dos distúrbios mente-corpo

9. O PROGRAMA TERAPÊUTICO: O PODER DO CONHECIMENTO

Se você está lendo este livro, é provável que tenha sofrido uma síndrome de dor durante semanas, meses ou anos. A duração não é importante para o diagnóstico da TMS, nem o fato de que você pode ter passado por episódios recorrentes de dor que tiveram início com um incidente físico ou uma lesão.

Considere que esta é sua primeira consulta comigo. Você pode estar sentindo dor na parte inferior das costas (região lombar), acompanhada de dormência, formigamento ou fraqueza em alguma parte de uma das pernas ou de ambas. Sua dor pode estar no meio ou na parte superior das costas. Ou pode se localizar no pescoço e no ombro, com sintomas de dormência, formigamento ou fraqueza em um ou ambos os braços e nas mãos. Pode estar na região articular do ombro, no cotovelo, no punho, nos dedos, na região do quadril, no joelho, no tornozelo, na parte superior ou inferior do pé, em um ou ambos os lados.

Todas essas são manifestações comuns da TMS.

A dor pode piorar durante o dia ou à noite. Pode ser grave quando você acorda e tenta sair da cama e melhorar gradualmente no decorrer do dia, ou você pode se sentir muito bem quando se levanta de manhã e a dor se tornar cada vez pior durante o dia. A dor pode ser agravada ou melhorar quando você se senta, quando fica em pé em algum lugar ou quando caminha. Você pode ter medo de se curvar ou de levantar peso; se não conseguir fazer essas coisas, você não será capaz de realizar seu trabalho, correr ou praticar algum esporte ou exercício, por exemplo. Você pode ter medo de fazer qualquer atividade física, não importa o quão fácil seja a tarefa ou o movimento.

Ou, apesar da dor, você pode ter permanecido fisicamente ativo, inclusive praticando esportes vigorosos. Você pode sentir dor em momentos estranhos, ilógicos, e não sentir quando parece que deveria.

Todos esses cenários são comuns para pessoas com TMS e são exemplos clássicos de como elas se tornaram programadas para sentir dor em determinados momentos e em associação com algumas atividades ou posturas físicas diferentes.

Na maior parte do tempo, você tem a impressão de que há algo errado com suas costas, com seu pescoço ou seus ombros, algum defeito estrutural, alguma deterioração ou degeneração de partes da coluna, um disco abaulado ou uma hérnia, fibromialgia, uma lesão ou um estiramento em um músculo, ou tendinite em algum lugar. Esses diagnósticos, em geral, são corroborados por radiografia, tomografia computadorizada ou estudos de ressonância magnética, e é bastante provável que sua dor tenha piorado muito quando você soube o que esses exames revelavam.

Sua vida pode ser literalmente dominada pela síndrome da dor; ela assombra você durante cada minuto que passa acordado. Você foi a muitos médicos e tentou muitos tratamentos, mas, embora, às vezes, melhore por um tempo, a condição invariavelmente retorna.

Sua família e seus amigos se preocupam e o tempo todo o alertam para que você tenha cuidado.

Descobri todas essas coisas sobre você e outros pacientes enquanto analisava suas histórias. O exame físico não revelou anomalias neurológicas conhecidas nem mostrou anomalias variadas, relativamente menos graves, como a perda de um reflexo tendinoso, alguma fraqueza leve ou uma alteração na percepção de um estímulo doloroso, como uma picada de agulha, por exemplo. Alguns pacientes apresentaram uma capacidade extremamente limitada de se movimentar, mudar de posição na mesa de exame ou se curvar, e outros foram notavelmente ágeis. Praticamente todos, no entanto, sentiram dor quando pressionei determinados músculos na lateral da nádega, na região lombar e na parte superior dos ombros. Além disso, cerca de 80% dos pacientes sentiram dor quando pressionei os tendões longos na lateral de ambas as coxas.

Por conta dos relatos sobre os sintomas físicos e do histórico, concluí que você e outros pacientes tinham TMS e passei a explicar o que isso significava. Eu afirmei que as anomalias estruturais antes identificadas não eram a causa de sua dor e que lhe apresentaria evidências disso, naquele momento e no decorrer de minhas palestras, para reforçar essa conclusão. Dor, rigidez, queimação, pressão, dormência, formigamento e fraqueza foram causados por uma leve privação de oxigênio nos músculos, nos nervos ou nos tendões envolvidos em cada caso. Por si só, tal privação seria inofensiva. Embora pudesse produzir uma dor mais intensa do que qualquer outra coisa que eu conhecesse na medicina clínica, você não permaneceria com danos residuais quando seus sintomas desaparecessem.

Passei, então, a explicar por que o cérebro achou por bem reduzir o fluxo sanguíneo para essas áreas, causando sintomas tão angustiantes; como a fúria e outros sentimentos poderosos no inconsciente ameaçavam irromper na consciência, a dor precisou ser criada como uma distração para evitar que isso acontecesse. Na maioria dos casos, você estava ciente dos fatores psicológicos importantes que foram responsáveis por sua dor, como o estresse em sua vida, o perfeccionismo e o bom-mocismo ou o trauma de infância. Você recebeu a garantia de que a solução (a cura) viria com a compreensão do processo. Eu lhe disse que tudo isso seria detalhado e esclarecido no decorrer de duas palestras básicas, pois não havia tempo suficiente para apresentar toda a história durante uma consulta médica. No fim, teremos passado juntos cerca de 45 minutos.

Este resumo da consulta inicial sugere qual será o programa terapêutico. Devemos, de alguma forma, frustrar a estratégia do cérebro. Para isso, encorajo os pacientes a:

- rejeitar o diagnóstico estrutural, a razão "física" da dor (a TMS é um tipo diferente de processo físico);
- reconhecer a base psicológica da dor;
- aceitar a explicação psicológica e todas as suas ramificações como normais para pessoas saudáveis em nossa sociedade.

Rejeite o diagnóstico estrutural

A dor não vai passar a menos que você seja capaz de dizer algo como "Minhas costas são normais; agora sei que a dor se deve a uma condição basicamente inofensiva, desencadeada pelo cérebro para servir a um propósito psicológico, e que as anomalias estruturais que foram encontradas no raio X, na tomografia computadorizada ou na ressonância magnética são alterações normais associadas à atividade e ao envelhecimento!".

Essa compreensão inicial é essencial para frustrar a estratégia do cérebro, que é manter sua atenção firmemente fixa em seu corpo e alheia aos sentimentos ameaçadores em seu inconsciente. Como expliquei na Parte 1 deste livro, a mente teme que a fúria inconsciente irrompa na consciência.

Por que você deve descartar a importância das anomalias estruturais? Na maioria dos casos, a anomalia não constitui uma explicação adequada para a dor; muitas vezes a dor está no lugar errado e pode ocorrer na hora errada, como quando você está descansando confortavelmente na cama. Lembro-me de um homem que carregava seu caminhão o dia todo e só sentia dor quando se inclinava sobre a pia para fazer a barba pela manhã. Talvez o mais convincente seja o fato de eu ter atendido milhares de pessoas com uma grande variedade de alterações estruturais na coluna vertebral (ou que tiveram um diagnóstico como fibromialgia), e elas terem se recuperado por completo dias ou semanas depois de aprender os conceitos da TMS. A experiência é um excelente professor, embora seja difícil.

O princípio da simultaneidade

Os sintomas da TMS geralmente surgem em associação a uma anomalia estrutural conhecida — por exemplo, dor nas costas e/ou nas pernas em alguém cuja tomografia computadorizada ou ressonância magnética revela uma hérnia de disco num local mais ou menos próximo para justificar os sintomas. Nesses casos, a rapidez com que a pessoa se livra da dor nos indica que a hérnia de disco não era responsável pela dor.

A presença de uma anomalia discal é um obstáculo para muitos pacientes que não estejam cientes de que esta é uma demonstração da astúcia e da engenhosidade da mente quando esta deseja criar uma distração física. A mente está ciente de tudo o que acontece no corpo, incluindo o local da hérnia de disco, das lesões de menisco nas articulações do joelho e das lesões do manguito rotador no ombro. Pode parecer fantasioso, mas a experiência deixa claro que o cérebro desencadeará a dor da TMS onde houver alguma anomalia estrutural, de modo a lhe impressionar mais e manter com mais firmeza sua atenção no corpo, da mesma forma como ele pode induzir dor no local de uma lesão antiga.

A tendência de atribuir a dor a alguma anomalia estrutural é irresistível e, em alguns casos, pode ser legítima, mas, na maioria dos casos, claramente não é; em geral, a TMS é a verdadeira causa da dor. Um médico familiarizado com a TMS é capaz de fazer a distinção. Felizmente, novos estudos estão tornando mais fácil convencer os pacientes de que as anomalias estruturais são comuns e raramente dolorosas. Um dos estudos mais impressionantes foi publicado no *New England Journal of Medicine* em julho de 1994. Um grupo de pesquisadores do Hospital Memorial Hoag, em Newport Beach, Califórnia, e da clínica Cleveland relatou ter encontrado, em exames de ressonância magnética, protuberâncias e protrusões nos discos lombares de 64 entre 98 homens e mulheres que nunca tiveram dor nas costas. Este é apenas um dos estudos mais recentes dos muitos realizados ao longo dos anos documentando que anomalias estruturais não causam dor nas costas. Apesar disso, quase todos os médicos e outros profissionais da saúde continuam a atribuir a dor a anomalias estruturais.

Reconheça a base psicológica da dor

O cérebro tenta desesperadamente desviar nossa atenção da fúria que existe no inconsciente. Esta é uma reação automática da mente que não é baseada na lógica nem na razão. Portanto, temos de trazer razão para o processo. Esta é a essência deste conceito muito importante, de que podemos influenciar reações inconscientes e automáticas por meio da aplicação de processos de pensamento consciente. Não é mais uma teoria, pois já vimos funcionar em milhares de pacientes.

As muitas razões para a fúria reprimida foram discutidas na Parte 1 deste livro. Você pode querer retomá-las de novo agora. Você deve pensar na fúria em vez de pensar sobre "onde" e o "quão ruim" é a dor.

O reino do inconsciente não é lógico nem sensato como a mente consciente. Ele reage de modo automático e, às vezes, de formas muito estranhas. O desenvolvimento da TMS é um bom exemplo disso.

Você pergunta "Qual é o sentido de produzir dor para distrair a atenção da fúria reprimida?" e conclui "Prefiro lidar com a fúria a sentir dor!".

Este é um raciocínio lógico. Mas a forma como o sistema emocional humano está atualmente organizado em termos evolutivos dita como ele reagirá, e muitas vezes ele não é racional. Como o cérebro continua evoluindo, pode chegar um momento, daqui a séculos ou milênios, em que o inconsciente seja mais racional. Mas, por enquanto, precisamos ter uma noção do quão diferente a mente inconsciente é da mente consciente para entender como a TMS e seus equivalentes ocorrem. A mente inconsciente parece ficar apavorada com a fúria e reage de acordo com isso.

Aceite o psicológico

Devemos dizer a nós mesmos "Tudo bem ser do jeito que somos: ilógicos, inconscientemente furiosos, como uma criança tendo um ataque de birra. Isso faz parte do ser humano e é universal".

Eu enunciei três princípios de tratamento: *repudiar* o físico, e *reconhecer* e *aceitar* o psicológico. Na prática, no dia a dia, como podemos trabalhar para alcançar esses objetivos? A seguir veremos algumas estratégias.

Pense no psicológico

Digo aos meus pacientes que eles devem pensar de forma consciente sobre a fúria reprimida, e sobre as razões para que ela ocorra, sempre que estiverem cientes da dor. Isso vai contra o que o cérebro está tentando fazer. Esse esforço é um contra-ataque, uma tentativa de desfazer a estratégia do cérebro. É essencial se concentrar em pensamentos e sentimentos desagradáveis e ameaçadores para negar à dor seu propósito — desviar sua atenção desses sentimentos.

Quando a dor é intensa, torna-se difícil se concentrar nos sentimentos, mas você deve considerar o processo como uma disputa em que sua vontade consciente luta contra as reações inconscientes e automáticas do cérebro.

Fale com o seu cérebro

Pode parecer bobagem, mas é muito eficaz. A mente consciente aborda o inconsciente — quanto mais vigorosamente, melhor. Pacientes tratados com sucesso relatam que, quando sentem uma pontada de dor, o tipo de coisa que costumava ser um prenúncio de um ataque, eles falam ou gritam consigo mesmos e a dor desaparece. Você deve dizer à sua mente que sabe o que ela está fazendo, que sabe que a dor física é inofensiva e que é uma distração da fúria reprimida, e que não pretende mais ser distraído nem intimidado. Você pode até dizer para o seu cérebro aumentar o fluxo sanguíneo para os tecidos envolvidos. Isso é particularmente razoável à luz da pesquisa contemporânea que demonstra o modo como o cérebro se comunica com o restante do corpo.

FAÇA UMA LISTA

Liste todas as pressões em sua vida, considerando que todas elas contribuem para sua fúria interior. Há pressões autoimpostas, típicas do perfeccionista consciente ou do bom-moço, e as pressões do dia a dia, incluindo coisas "felizes" como seu relacionamento conjugal e os filhos, já que eles também representam grande pressão. Você também deve listar a raiva residual da infância.

Meus pacientes têm considerado este exercício muito útil. Lembro-me de um homem que disse que ficou chocado ao ver a extensão de sua lista.

Os pacientes costumam perguntar "Não vai piorar as coisas se eu me concentrar em todos os problemas e em todas as dificuldades da minha vida?". Paradoxalmente, não, pois é a incapacidade de perceber seu impacto na mente interior que leva a condições como TMS, azia, enxaqueca, ansiedade e depressão. Ao identificar e lidar com fontes de pressão de forma consciente, você reduz seu potencial efeito negativo no inconsciente.

UM PERÍODO DIÁRIO DE REFLEXÃO OU MEDITAÇÃO

Esta parte do tratamento é essencial para pessoas muito ocupadas, que não têm um momento sequer para pensar em nada além do seu trabalho durante o dia. O tratamento para a TMS e seus equivalentes é sair dela por meio do pensamento. Isso é mais bem feito em silêncio e na solidão, por isso você deve reservar algum tempo todos os dias para se sentar e pensar sobre o que é necessário para melhorar a sua vida.

Atividade física e o fator medo

Sabemos que o propósito de sintomas físicos como a TMS e os seus equivalentes é manter a atenção focada no corpo. Se a dor desaparece, mas você ainda tem medo de fazer atividade física, da dor recorrente, de sofrer alguma lesão e da degeneração progressiva dos elementos da coluna, a batalha ainda não foi vencida. A dor vai voltar, a menos que você supere esses medos. Assim, os pacientes são aconselhados a retomar a atividade física normal e irrestrita quando a dor desaparecer, ou quase isso, e quando sentirem confiança no diagnóstico. Alguns pacientes relataram que se tornar ativo pode demorar meses, o que não é difícil de entender, considerando os anos de exposição a equívocos sobre a suposta fragilidade de suas costas.

"Nunca faça isso nem aquilo!", "Faça deste jeito!", são coisas que nos dizem, assim como "Tenha cuidado, você vai se machucar!" ou "Sua coluna está desalinhada!", ou "Os discos estão degenerados e os ossos da coluna vertebral estão raspando uns nos outros!"; ou "Uma das pernas é mais curta que a outra!"; "As pessoas não foram feitas para andar eretas!"; "Você tem pé plano!"; "Ao nadar, evite o *crawl* ou o nado de peito!"; "Não arqueie as costas!"; "Nunca durma de bruços!"; "Sempre dobre os joelhos quando dobrar a cintura ou ao levantar-se!"; "Não levante peso!"; "Ao fazer abdominais, não erga toda a coluna, apenas a parte superior!"; e assim por diante.

Todas essas advertências e proibições, reforçadas por maus conselhos médicos, mantêm sua atenção voltada para o seu corpo, e é essa a intenção de seu cérebro.

O caminho para a retomada da atividade física plena, sem receio, pode ser lento e irregular. Não se preocupe se você começar a se exercitar cedo demais e sentir alguma dor. Você não vai se machucar; a TMS é um processo benigno. Dor contínua durante a atividade significa que o cérebro ainda está no processo de mudar sua programação. Você deve se dar mais tempo, tentar e tentar de novo e confiar na consciência de que, no fim, você irá triunfar. Esse tem sido o caso de milhares de pacientes.

Por outro lado, não dê início às atividades físicas cedo demais — não por causa de possíveis danos físicos, mas porque o cérebro pode ainda estar programado no modo TMS. Eu recomendo esperar algumas semanas depois de aceitar o diagnóstico de TMS para que a dor possa diminuir, a confiança possa ser fortalecida e o cérebro tenha tempo para ser reprogramado.

Prevenção, não aspirina

O objetivo do tratamento é mudar a forma como a mente inconsciente reage aos estados emocionais. Quando esse objetivo for alcançado, a dor cessará. Como o processo terapêutico leva tempo, você deve encará-lo como um exercício de medicina preventiva. De certa forma, estamos detendo a dor futura e qualquer dor que possa ocorrer mais adiante. É um enfoque diferente do conceito convencional, que é tratar a dor. Apenas lidar com a dor é algo semelhante a tratar a febre em vez de tratar a infecção que a causa. Buscamos eliminar a causa da dor, por isso digo que o conhecimento é a penicilina no tratamento da TMS. Entretanto, ao contrário dos antibióticos, o uso do conhecimento para reverter o processo geralmente leva tempo. Você precisa ser paciente — mas persistente. Na maioria dos casos, a cessação da dor demora apenas algumas semanas, embora acabar com o medo possa demorar muito mais.

Como a estratégia funciona

Por que rejeitar o físico e reconhecer e aceitar o psicológico faz com que a dor cesse?

Lembre-se de que o objetivo da dor é desviar a atenção do que está acontecendo em termos emocionais e manter você focado no corpo. Em essência, é uma disputa por atenção consciente.

Lembre-se do que aconteceu com Helen, sobre quem escrevi no Capítulo 1. Quando tanto o processo de repressão quanto a estratégia de distração com dor falharam, emoções poderosas explodiram na consciência dela. A atenção de Helen se voltou, então, para as emoções que haviam se tornado conscientes. Era evidente que ela não tinha necessidade da dor, que, portanto, desapareceu de imediato.

Como não podemos recriar a experiência de Helen em todo mundo, recorremos à melhor coisa possível: fazer com que você se concentre na fúria inconsciente, imaginando-a e visualizando-a e pensando em todas as pressões que a produziram. A reflexão é uma ferramenta terapêutica. Para a maioria dos pacientes, ela ajuda a banir a dor e geralmente impede que esta retorne. Para a maioria das pessoas, o simples ato de pensar na fúria dessa maneira é tão eficiente quanto experimentá-la.

Gostaria de poder dizer que concebi esta estratégia por meio de um pensamento brilhante. A verdade é que eu a descobri por acidente. Muito antes de entender os detalhes da gênese psicológica da dor da TMS, observei que alguns pacientes melhoravam depois de simplesmente serem informados de que sua dor tinha uma origem psicológica, e não estrutural. Fiquei intrigado com esse mistério por muitos anos, antes de me dar conta de que o papel da dor era desviar a atenção de sentimentos assustadores.

O conhecimento é a cura

Para algumas pessoas, o simples fato de desviar a atenção do físico para o psicológico já resolve a situação. Outras pessoas precisam de mais informações sobre como a estratégia funciona, e outras ainda necessitam de psicoterapia. No entanto, em todos os casos, o conhecimento é essencial para a "cura", pois, ao tornar as pessoas conscientes do que está acontecendo, tanto no âmbito físico quanto no psicológico, frustramos a estratégia do cérebro (coloco a palavra "cura" entre aspas para lembrar ao leitor que a TMS não é uma doença; uma pessoa pode melhorar e acabar com a dor — mas, na verdade, não há nada para "curar"). Ao mudar o foco de atenção do corpo para a psique, tornamos a dor inútil, excluímos seu propósito e revelamos o que ela estava tentando esconder. Em um pequeno número de casos, antes que a dor cesse, a pessoa deve experimentar a emoção como fúria ou tristeza profunda. Isso sempre requer a ajuda de um psicoterapeuta devidamente capacitado.

Lembro-me de um paciente na casa dos 50 anos que carregou ao longo da vida uma raiva contra sua mãe da qual ele tinha uma certa consciência. No entanto, a dor dele persistiu até que ele foi capaz de, durante a terapia com um psicólogo, experimentar sua fúria reprimida.

Cura por meio dos livros

Como evidência do papel crítico do conhecimento, muitas pessoas relataram sucesso em banir a dor simplesmente por meio do estudo de meus livros sobre a TMS, em especial o mais recente, *Dor nas costas: conexão mente-corpo*. Considere o seguinte trecho de uma carta de

James Campobello datada de 13 de novembro de 1991. Eu a publiquei neste livro com sua permissão:

Estou escrevendo para agradecer-lhe pelo que fez por mim. Especificamente, seu livro *Dor nas costas: conexão mente-corpo* me salvou de uma vida de incapacidade.

Tenho 43 anos e, até ter o meu problema nas costas, nunca tivera nenhuma lesão nem uma doença grave. Em março de 1989, eu comecei a desenvolver alguns problemas nas costas. A crise teve início com a região lombar um pouco rígida; depois de uma semana, comecei a ter dores fortes e debilitantes acompanhadas de espasmos contínuos. Durante dois anos, sofri de dor nas costas de modo quase constante. A dor variava de leve a grave, mas nunca desaparecia por completo. Sem entrar em todos os detalhes terríveis, posso dizer que era uma situação muito triste. Eu não conseguia ficar sentado por mais de meia hora, não conseguia me curvar, não conseguia levantar peso e não conseguia andar de bicicleta por mais de dois minutos. Tinha desistido de quase todas as atividades de que gosto. Eu trabalhava em pé, descansava com frequência deitando-me sobre uma mesa e passava meu tempo livre deitado no chão de minha sala de estar.

Passei por todo o espectro das profissões médicas (e pseudomédicas), sem sucesso. Consultei-me com cinco médicos diferentes, incluindo os maiores especialistas em coluna da região. Passei por três programas de terapia diferentes, com cinco terapeutas diferentes. Tentei ioga, acupuntura e quiropraxia. Nada me ajudou! Sempre que eu sentia uma pequena melhora, logo a seguir tinha um retrocesso.

No entanto, depois de ler (e reler) seu livro e aplicar sua abordagem, minhas costas passaram de incapacitadas a normais em cerca de dois meses. Agora, estou fazendo tudo o que costumava fazer — sentar-me normalmente, andar de bicicleta, dirigir durante horas, praticar esportes, curvar-me e levantar peso como uma pessoa normal —, coisas das quais eu achava que tinha desistido de vez. Estou completamente saudável há mais de seis meses.

Quando me deram seu livro, eu estava cético, para dizer o mínimo. Quase não terminei de lê-lo porque sua teoria simplesmente não parecia crível. No entanto, o tipo de personalidade que você descrevia era muito parecido com o meu caso, de modo que li o livro até o fim (mas permaneci cético).

Minha namorada, que foi quem encontrou o livro e o comprou para mim, leu-o uma semana depois e me incentivou a relê-lo (na verdade, ela disse algo como "Se você não se vê em todas as páginas desse livro, então, você é louco ou cego. Leia de novo!"). Por desespero, somado a um reconhecimento relutante de que o conceito básico poderia se encaixar à minha situação, eu fiz isso.

Comecei a melhorar de forma gradual, mas constante. A essa altura, liguei para marcar uma consulta com você, na esperança de completar a cura por meio do seu tratamento de palestras em grupo. No entanto, no mês anterior à consulta, reli o livro mais quatro vezes, continuei a aplicar sua abordagem e continuei a melhorar. Quando o dia de minha consulta estava próximo, descobri que não precisava dela. Ao final de seis semanas, eu estava basicamente saudável. Ao longo desse período, parei com a fisioterapia, com as visitas ao quiroprático, com os comprimidos, os alongamentos e os exercícios para as costas. Não fiz (nem evitei) nenhuma atividade especial para as costas desde então — quase oito meses — e me sinto bem. Se eu mesmo não tivesse passado por isso, não acreditaria. O diagnóstico que me apresentaram levou os médicos a acreditar que eu tinha defeitos estruturais nas costas. Eu fui diagnosticado com diversos problemas ósseos e discais e estava perto de passar por uma remoção do disco e uma cirurgia de fusão óssea (nem posso dizer o quanto lhe sou grato por ter me salvado disso!).

O senhor Campobello manteve contato comigo desde esta primeira carta e continua livre das dores e das restrições.

Recentemente, ele anexou uma cópia de um processo terapêutico que elaborou para um amigo. Eu o intitulei Programa Terapêutico Jim Campobello para Superação da TMS:

Primeiro, você deve decidir fazer uma tentativa séria de utilizar a técnica do doutor Sarno. A técnica só funciona para pessoas que se esforçam muito para aplicá-la. Você deve acreditar que isso pode funcionar para seu caso, ou deve estar tão desesperado que vai se esforçar muito para fazê-lo, mesmo que não acredite na técnica.

Eu não acreditei na eficácia da técnica quando li o livro pela primeira vez. Minha natureza é muito cética; eu não acreditava em nenhum tipo de poder mental e havia desistido dos milagres. No entanto, eu estava desesperado. Eu sentia dor constantemente. Minha vida consistia em ficar em pé para fazer o pouco trabalho que conseguia e ficar deitado num tapete no chão de casa o resto do dia. Então, ainda que eu não acreditasse que a técnica poderia me ajudar, minha esposa me convenceu a tentar. Você pode fazer a mesma coisa.

Assim, a princípio, você deve assumir o compromisso de tentar compreender a abordagem do livro. Não custa nada, mas você deve estar disposto a empregar algum tempo com ele todos os dias por pelo menos um mês. Você pode muito bem tentar. O que tem a perder?

Não acho que exista uma maneira exata de fazê-lo, mas vou dizer-lhe o que funcionou para mim e recomendo que você experimente fazer o mesmo.

1. Leia cerca de trinta páginas do livro todos os dias. Não se limite a ler as palavras, pense nelas! Preste atenção no que o autor diz e pense em como o conteúdo se aplica a você. É muito fácil ficar desatento, então, obrigue-se a se concentrar nas ideias. Quando você se deparar com trechos que o façam pensar em si mesmo, preste especial atenção. Além disso, lembre-se de que as pessoas descritas no livro tiveram problemas semelhantes aos seus e que foram curadas. Quando terminar de ler o livro, retome-o de novo no dia seguinte. Você deve lê-lo continuamente por um mês ou mais. E deve prestar atenção toda vez que o fizer.

2. Separe um tempo, todos os dias, para pensar sobre quais problemas podem estar te incomodando e o que pode haver em sua vida e em sua mente que esteja causando seus problemas nas costas. Passe pelo menos trinta minutos todos os dias pensando nisso. Eu costumava reservar quinze minutos todas as manhãs, logo depois de me levantar, e depois trinta minutos à noite. Use esse tempo para fazer o seguinte...

Pense em tudo o que pode estar te incomodando — pressão no trabalho ou na escola/faculdade, responsabilidade familiar, questões financeiras, etc. Seja o mais específico possível. Você não deve simplesmente dizer "Estou preocupado com o trabalho!" — não é suficiente. Tente identificar cada item específico em que consegue pensar. Achei útil fazer anotações elaborando listas para poder acompanhar tudo (se você for bem específico, vai conseguir pensar em muita coisa). Preste atenção em todas as áreas de sua vida — as mais significativas e as que não são tão importantes. Leve em conta não apenas os problemas óbvios, mas tente especular sobre coisas ocultas também. Considere as coisas reais e imaginárias que podem estar incomodando você.

Depois de ter identificado seus problemas, divida-os em duas categorias: aqueles sobre os quais você pode fazer algo e aqueles que estão além de seu controle. Seja realista a respeito de onde cada um se encaixa. Quanto àqueles sobre os quais pode fazer algo, comece a agir. Faça o que puder para saná-los ou, pelo menos, tente. Quanto àqueles sobre os quais você não tem controle, diga a si mesmo que sabe que eles o incomodam, mas que deve aceitá-los — e, o mais importante, que não vai mais deixar que lhe causem dor nas costas. Lembre-se: você não precisa eliminar seus problemas para que a cura funcione, você só precisa estar ciente do processo.

Pense em como você é, no que há em você que permite que esses problemas criem tanta dor. Eu sou um Sarno típico — perfeccionista, fácil de irritar, altamente motivado, com desempenho acima da média, um tanto compulsivo e impaciente com as outras pessoas. Estes são os traços da minha personalidade que levaram minha mente a desenvolver a dor nas costas. No entanto, há pessoas com outras características que também a desenvolvem. Uma das minhas colegas de trabalho é uma mulher feliz, tranquila, muito agradável, mas teve uma dor nas costas tão forte quanto a minha, e o livro também a curou (a propósito, levou cerca de três meses, mas ela está perfeitamente saudável agora). Tente descobrir o que existe dentro de si que precisa dessa distração. O que permite que a dor se desenvolva e persista? Seja honesto consigo mesmo. De novo, lembre-se de que você não precisa mudar sua personalidade para que a cura funcione, você só precisa entender e lutar contra o que causa a dor.

3. Durante todo o dia, lembre-se de todo o processo. Sempre que tiver um problema, pense: "Ok, eu não gosto disso, mas não vou deixar que isso vá para minhas costas e me cause dor!". Sempre que sentir dor nas costas (ou, se você for como eu era, e elas doerem o tempo todo, sempre que se sentir especialmente mal), pense: "Minhas costas estão se comportando mal. O que está acontecendo em minha vida ou em minha mente para fazer com que elas doam?".

4. Depois de ter trabalhado com base nesses itens anteriores que eu elaborei durante três ou quatro semanas, comece a dar pequenos passos para testar seu progresso. Não faça coisas demais cedo demais. Apenas procure conquistar pequenas melhoras, encontre algo que você possa fazer que não doa tanto quanto antes. Vá bem devagar, mas, depois de algumas semanas a mais, você vai perceber que suas costas estão um pouco melhores. Proceda com base em pequenos passos — a mais leve melhora é um sinal de que o processo está funcionando, e isso deve te encorajar a prosseguir.

5. Não desista. Acredite, eu sei como tudo isso é deprimente e desanimador. No entanto, há esperança. Mas, para que o programa funcione, você deve dedicar tempo e esforço para fazer com que ele dê certo.

Faço um acréscimo ao programa do senhor Campobello, afirmando que o bom-mocismo é tão potente quanto o perfeccionismo para instigar a fúria inconsciente, assim como a raiva que vem das experiências da infância, e isso é muito importante para algumas pessoas com TMS.

O placebo e o nocebo

Um excelente artigo publicado em 1994 no *Journal of the American Medical Association* apontou a necessidade de olhar muito criticamente para os resultados de qualquer tratamento, por conta de um possível efeito placebo. Se alguém acredita que um tratamento de sua preferência é bom — embora possa não ter nenhum valor, como uma pílula de açúcar —, o alívio dos sintomas e até mesmo a cura podem ser obtidos. O efeito placebo é baseado na fé cega. Infelizmente, o efeito é temporário, então os sintomas logo retornam. É por isso que os muitos tratamentos empregados para a dor nas costas, incluindo fisioterapia, medicação e cirurgia, acabam falhando; seus benefícios temporários podem ser atribuídos ao efeito placebo.

Eu me refiro a ele como o "magnífico placebo", porque demonstra o grande poder que a mente tem de alterar a função corporal. Há casos em que os placebos revertem o câncer temporariamente.

E as pessoas que fazem cirurgia e permanecem livres de sintomas por longos períodos? Como o objetivo dos sintomas é desviar a atenção do que está ocorrendo no inconsciente, se a dor for aliviada pelo efeito placebo de um tratamento tão poderoso quanto uma cirurgia, o cérebro simplesmente moverá essa dor para outro local ou até mesmo para outro órgão do corpo, de modo que a distração possa continuar.

Um dos meus pacientes havia passado por uma cirurgia lombar bem-sucedida; depois disso, ele começou a ter problemas constantes de úlcera de estômago. Isso persistiu durante anos, apesar dos tratamentos, mas quando, por fim, a úlcera foi controlada, ele passou a sentir fortes dores no pescoço. Quando chegou a esse ponto ele me procurou e deu início ao meu programa, e ele ficou muito bem assim que o diagnóstico de TMS foi feito.

Muitos pacientes, no entanto, apresentam recorrências no local da cirurgia quando a cirurgia funciona como placebo.

POR QUE O TRATAMENTO DA TMS NÃO É UM PLACEBO

O tratamento da TMS é acima de tudo um processo de educação; a fé cega não está envolvida. Os pacientes devem concluir que o que ouvem é lógico e razoável, aceitando que o distúrbio descrito como TMS é o que eles têm.

O resultado terapêutico é quase sempre permanente.

O fato de milhares de pessoas serem "curadas" com a leitura de livros sobre a TMS, com certeza, não é um placebo. Não há tratamento, não há interação com um "agente de cura", apenas aquisição de informações. É o conhecimento que faz tudo.

Recentemente, começamos a ouvir falar do nocebo, o fenômeno inverso, no qual as pessoas podem adoecer por conta de interações "ruins". A palavra significa "prejudicar". Quem sabe algo sobre as práticas de vodu está ciente de sua existência. Um velho médico de família que conheço teve uma paciente que decidiu que ia morrer e em pouco tempo morreu, embora não houvesse nada de errado com ela.

A epidemia de dor que atualmente assola a sociedade ocidental é quase inteiramente resultado do nocebo. Você tem um ataque de dor nas costas e nas pernas, faz uma consulta ao médico e é informado de que deve ser um problema com a coluna, provavelmente uma hérnia de disco. Embora a TMS seja inofensiva, ser informado de que a dor é o resultado direto de um problema estrutural garante que ela continue.

Aconselhado a ficar de cama, você acredita que deve ser grave, e a dor piora. Apesar do repouso no leito, a dor continua, e uma ressonância magnética é solicitada; além de o exame mostrar uma hérnia de disco em L5-S1, o médico informa que os dois discos acima da hérnia estão degenerados e que os corpos vertebrais estão raspando um no outro. Isso é terrível; agora você tem provas objetivas de que tem "problemas nas costas". Muitas vezes, a cirurgia imediata é recomendada, ou lhe é informado de que ela pode ser necessária se você não responder ao tratamento convencional. O resultado: intensificação da dor.

Ouvi essa história milhares de vezes. Quando finalmente atendo os pacientes, eles já tentaram todos os tratamentos conhecidos ou fizeram cirurgia — às vezes, mais de uma —, pois o efeito nocebo foi alimentado o tempo todo. Qualquer que tenha sido o tratamento empregado, ele é sempre baseado em patologias de deficiência estrutural ou muscular, o que aprofunda o medo e aumenta a persistência da dor.

Seria de causar admiração que algumas pessoas melhorassem ao ler um livro que explica o verdadeiro motivo da dor e que informa que, na realidade, elas têm costas normais, e que a maioria das hérnias de disco são anomalias normais? Esta é uma reversão do nocebo não por meio de placebo, mas, sim, por contar com o poder da mente para curar o corpo. Mais especificamente, a TMS é "curada" quando as pessoas se conscientizam da natureza da conexão mente-corpo.

O programa

O programa tem início em meu consultório, com uma consulta. Costumo dizer aos pacientes que esta é sua primeira aula. Em seguida, eles são inscritos para assistir a duas palestras: a primeira, sobre anatomia e fisiologia da TMS e questões diagnósticas; a segunda, sobre a psicologia e o tratamento da TMS. O material deste livro é abordado nessas palestras. Algumas pessoas se referiram ao programa como uma cura oral, o que certamente é incomparável no tratamento de distúrbios físicos.

A consulta e as palestras promovem o desaparecimento dos sintomas em 80% a 85% dos pacientes, em geral, em questão de semanas. Os pacientes que continuam a ter dor significativa são convidados a participar de reuniões semanais nas quais as características principais da TMS e os princípios e a prática do tratamento são revisados. Com frequência, as pessoas dizem que precisam ouvir algumas coisas muitas vezes antes de assimilá-las. Às vezes é dito algo que parece familiar ou tem um significado especial para a pessoa. Nas reuniões são discutidos vários problemas e armadilhas no processo de recuperação, e os pacientes são encorajados a falar sobre suas situações específicas.

Se a dor persistir, apesar das palestras e das reuniões em grupo, é sinal de que uma exploração mais profunda é necessária, e nesse caso é recomendada a psicoterapia. Na maioria dos casos, esse procedimento é bem-sucedido; em geral, depois de passar por terapia, apenas cerca de 5% dos pacientes continuam a ter dor significativa.

O que torna o tratamento eficaz? Já disse que o conhecimento é o principal ingrediente terapêutico. Sem dúvida, outros fatores estão em ação. Na Parte 1 deste livro, apresentei os conceitos de Heinz Kohut, que acreditava que a fúria narcísica era a causa de determinados distúrbios emocionais. Eu acredito que todos nós geramos fúria narcísica (em maior ou menor grau), e é por isso que os distúrbios psicossomáticos são universais na sociedade ocidental, variando apenas em tipo e gravidade.

Foi uma paciente, Muriel Campbell, quem me apresentou o trabalho de Kohut. Ela tinha o seguinte a dizer sobre o motivo de meu programa ser eficaz:

Considerando que os pacientes com TMS encontram-se em um estado de fúria, podemos deduzir que eles devem ter sido feridos num âmbito narcísico. Expressando a fúria de forma somática, eles se consultam com um médico tradicional que aconselha repouso e/ou cirurgia, deste modo, ferindo-os ainda mais em sua autoestima, incapacitando-os e, portanto, aumentando a fúria. Sentindo-se impotentes, eles ficam de cama e, como você descreveu de forma tão vívida, sentem-se ainda mais impotentes e feridos num aspecto narcísico. No entanto, quando estes por fim se consultam com você, ao contrário dos pais não empáticos, você empaticamente os acolhe e reafirma, acalma e ameniza tais sentimentos de fúria. Você também oferece uma experiência de semelhança essencial, apresentando-os a outras pessoas que sofrem com TMS. Dessa forma, você não apenas os torna conscientes desses aspectos repudiados da fúria como de fato a diminui. Você ativa uma sensação de poder (o *self* grandioso ou o eu grandioso) depois de essa sensação ter sido afetada e esgotada. Você pode fazê-lo de imediato, porque a fúria não é vista como a força motriz, mas, sim, como um produto de desintegração após uma lesão narcísica, o qual sua empatia diminui ao fornecer ao *self*-objeto as funções de afirmação (espelhamento), de acalmar e tranquilizar (idealização) e de semelhança essencial (gemelaridade). O paciente é naturalmente vulnerável a mais lesões e fúria, o que explica por que alguns de nós retornam.

Concordo em partes com essa interpretação da eficácia do meu programa terapêutico, pois é claro que há algo em ação além do conhecimento transmitido, que considero o ingrediente mais importante. Pode muito bem ocorrer de o espelhamento, a idealização e a gemelaridade estarem em ação. Se assim for, pode haver uma redução da raiva interna, o que certamente é compatível com o desaparecimento da dor. Esse pode ser o motivo pelo qual os pacientes frequentemente relatam que as palestras foram muito importantes em sua recuperação, proporcionando-lhes algo que não obtiveram com a leitura dos livros sobre TMS.

No entanto, de acordo com a teoria da TMS, a dor não é uma expressão somática de fúria, como a senhora Campbell afirmou, nem considero a fúria um "produto de desintegração". Pelo contrário, como tem sido dito repetidas vezes, é uma reação a pressões internas e externas.

O problema com a interpretação puramente kohutiana da eficácia do meu programa terapêutico (usada pela senhora Campbell) é que meus pacientes não estão cientes de que sentem fúria porque esta é inconsciente. Tomar consciência da existência da fúria inconsciente e das razões para ela é o principal ingrediente terapêutico.

Por outro lado, um dos pontos abordados pela senhora Campbell deve ser destacado. As pessoas que têm ataques recorrentes de dor durante muitos anos, com certeza, devem sentir que não estão no controle, e isso deve ser enfurecedor para o *self* interior. Elas nunca sabem quando o próximo ataque de dor virá ou quão grave será. Estão total ou parcialmente restritas quanto às atividades físicas e têm dificuldade para fazer planos por não saber como suas costas estarão.

Quando os pacientes se conscientizam de que podem de fato assumir o controle para se livrar desse terrível flagelo, a sensação de poder é extasiante. Uma mulher disse que, agora que havia banido a dor nas costas, sentia que seria capaz de fazer quase qualquer coisa com o seu corpo. O empoderamento é um remédio potente.

Armadilhas, problemas, perguntas

O QUE VOCÊ NÃO PRECISA FAZER PARA MELHORAR

Quando os pacientes aprendem que a fúria é a culpada pela TMS e que ela tem suas fontes nos traumas de infância, na necessidade de ser perfeito e bom e em uma série de pressões da vida cotidiana, eles pressupõem que todos esses agentes estressantes devem ser eliminados se quiserem melhorar. A lógica sugere que, se a fúria é a causa, assim como o diabo, ela deve ser exorcizada. Se a fúria pudesse escapar do inconsciente e ser expressada, como no caso de Helen, isso com certeza causaria uma "cura". Infelizmente, raras vezes isso é possível. A fúria é reprimida, nós não a sentimos e, portanto, não podemos lidar com ela.

Também não é possível mudarmos nossa personalidade e pararmos de tentar ser perfeitos e bons. Se tivermos consciência de que temos esses traços, podemos modificar nosso comportamento e diminuir quaisquer efeitos negativos que possam ter sobre nós, mas basicamente continuamos sendo as mesmas pessoas que sempre fomos. Mesmo com a psicanálise, um processo que explora as profundezas emocionais da psique de uma pessoa, a personalidade desta não muda. Quanto mais nos conhecermos, menos os sentimentos como a fúria nos assustam. Embora a fúria nunca desapareça e continuemos a gerá-la, quando a reconhecemos, ela se torna menos ameaçadora e perde um pouco de sua força.

É muito raro, também, o estilo de vida sofrer mudanças substanciais. Felizmente, a experiência tem demonstrado que é o conhecimento, e não a mudança, que produz a cura. Isso requer repetição no processo de aprendizagem.

O FATOR TEMPO

Sabemos que os processos psicossomáticos não são intrínsecos à personalidade, pois mesmo as síndromes de dor que estiveram presentes durante anos podem cessar em dias ou semanas. A experiência de Jim Campobello é típica.

O desaparecimento da dor por si só já é algo notável e sugere que a TMS é uma estratégia de reação escolhida pela mente por conta de sua eficácia. Felizmente, a TMS é muito suscetível à reversão. Se o processo estivesse ligado à personalidade, levaria anos para ser revertido, se é que isso poderia ser feito.

A maioria das pessoas que participam do meu programa fica livre da dor em semanas, independentemente de quanto tempo as pessoas tenham sofrido com a dor, embora a superação do medo da atividade física possa levar mais tempo. O que determina o fator tempo?

Compreender e aceitar a natureza da TMS é um processo intelectual, uma função da mente consciente. Como a TMS tem origem no inconsciente, as novas ideias devem penetrar e ser aceitas ali para que a dor cesse. Esse é o problema. Se as emoções forem assustadoras o suficiente, a mente relutará em abrir mão de uma estratégia que as mantenha escondidas e impotentes. A qualidade e a quantidade das emoções implícitas determinam quanto tempo a solução levará ou se ocorrerá. De fato, a incapacidade de repudiar a explicação estrutural da dor é uma medida da mesma coisa; a negação da síndrome é intrínseca à síndrome. A mente decidiu que não pode abrir mão da dor.

Isso significa que estamos derrotados? De modo algum. Às vezes, a repetição dos princípios por algumas semanas trará um bom resultado. Se não, existe a psicoterapia.

PSICOTERAPIA

Um dia, perceberemos que o estudo de nossas personalidades é mais importante do que leitura, escrita e aritmética. Fará parte da educação básica conhecer o inconsciente e a repressão, sobretudo aquilo que cada um de nós está controlando. Aprenderemos que um pai, um adulto e uma criança moram em nosso cérebro e que, muitas vezes, estão em conflito uns com os outros. A psicoeducação será um pré-requisito para exercer cargos públicos ou fazer parte das forças policiais, pois, quanto melhor as pessoas se conhecerem, melhor poderão servir ao público. Quando encaminho alguém para a psicoterapia, sinto como se estivesse mandando a pessoa para algum tipo especial de pós-graduação.

Há dois grandes campos da psicoterapia: a psicoterapia comportamental e a psicoterapia orientada para o *insight* (analítica). A psicoterapia comportamental tende a se concentrar nos eventos da vida e na melhor forma de lidar com eles. Os terapeutas comportamentais ajudam as pessoas a superar fobias, como o medo de voar, e a abandonar hábitos indesejáveis, como fumar, por exemplo.

Deve ficar claro nas teorias propostas neste livro que a terapia orientada para o *insight* é a escolha adequada para pessoas com TMS ou seus equivalentes. Os terapeutas a quem encaminho os pacientes estão capacitados a ajudá-los a explorar o inconsciente e a tomar consciência dos sentimentos que estão enterrados na mente, em geral, por serem assustadores, constrangedores ou de alguma forma inaceitáveis. Tais sentimentos, e a fúria a que muitas vezes dão origem, são responsáveis pelos muitos sintomas mente-corpo que descrevi. Quando tomamos consciência desses sentimentos, em alguns casos, ao nos tornarmos, aos poucos, capazes de senti-los, os sintomas físicos tornam-se desnecessários e desaparecem.

Os psicoterapeutas relatam com frequência coisas do tipo "ele nem fala mais sobre a dor, estamos muito envolvidos em resolver seus profundos conflitos internos relacionados ao seu casamento" — ou se referem a alguma outra questão emocional.

A psicoterapia é um processo lento; não é uma solução rápida. Por tratar de questões que afetam praticamente todos os aspectos de nossa vida, o tempo dedicado ao processo é bem aplicado, não importa quanto seja.

Uma grande desvantagem da psicoterapia é o custo. Isso está se tornando um problema crescente à medida que os seguros e planos de saúde mostram crescente relutância em reembolsar os gastos com psicoterapia. Essa tendência reflete uma triste e perigosa ignorância sobre o que é importante para uma boa saúde.

PERGUNTAS

Como os conceitos básicos da causa e da cura da TMS não são familiares para a maioria das pessoas, leva tempo para assimilá-los. Além disso, é impossível prever todas as perguntas que podem surgir na mente de uma pessoa. Aqui apresento algumas das perguntas feitas com mais frequência pelos pacientes.

P: "Posso continuar a fazer os exercícios e alongamentos que tenho feito para evitar um novo ataque de dor?"

R: Há muitos anos parei de prescrever fisioterapia como parte do programa de tratamento da TMS. Embora os fisioterapeutas fossem incríveis em enfatizar a base psicológica da dor, cada sessão de tratamento focava a atenção do paciente em seu corpo, o que era incompatível com meu objetivo terapêutico primário de ignorar o físico e concentrar-me apenas no psicológico. Essa mesma ideia se aplica a qualquer rotina de exercícios destinada a tratar as costas, seja na forma de alongamento, fortalecimento ou mobilização.

Por isso, aconselho meus pacientes a interromper exercícios voltados para proteger ou fortalecer as costas. As costas não necessitam de proteção. Exercícios de aquecimento antes da atividade atlética são apropriados para um melhor desempenho, mas exercícios específicos são desnecessários.

A atividade física de todos os tipos é altamente recomendada por seus valores psicológicos e de saúde geral.

P: "Fiz psicoterapia durante mais de um ano. Por que eu ainda sentia dor se esta é induzida no âmbito psicológico? Na verdade, minha terapeuta acha que a dor tem, de alguma forma, origem psicológica, mas ela nunca ouviu falar de TMS".

R: Você ainda estava com dor porque o cérebro não abria mão da estratégia dele. A dor continuará se você não tiver estabelecido a conexão entre os eventos físicos e psicológicos. Seu psicoterapeuta, não importa qual linha profissional ele siga, não é treinado para fazer diagnósticos físicos; portanto, ele não pode ajudá-lo a fazer essa ligação fundamental. Você pode estar fazendo psicoterapia, mas, se continuar a tomar medicamentos anti-inflamatórios, a submeter-se a tratamentos físicos para anomalias estruturais e não reconhecer que sua dor é causada por uma alteração circulatória inofensiva induzida pelo cérebro, continuará sentindo dor. Em suma, o cérebro não desistirá da distração, a menos que seja forçado a isso.

P: "Sei que estou com raiva. Posso sentir isso. Na verdade, eu a demonstro com frequência. Por que ainda sinto dor?"

R: Porque a raiva que você conhece e expressa não é a raiva que causa sua dor. A TMS é uma resposta à raiva-fúria gerada no inconsciente (no caso, da qual você não está ciente) ou à raiva consciente reprimida. A TMS não é uma resposta à raiva consciente sentida ou expressa.

Essa é uma distinção sutil, mas importante. Na verdade, ela está no centro da abordagem divergente da pesquisa mente-corpo. Os psicólogos interessados em condições como fibromialgia e dor crônica se concentram em emoções percebidas como ansiedade, depressão e hostilidade. A teoria da TMS considera tais condições, e alguns distúrbios físicos como a TMS, como manifestações externas de um processo mais fundamental que ocorre no inconsciente.

Tenha em mente que reprimimos a raiva que viola nossa imagem de nós mesmos. Por exemplo, se eu tenho uma forte necessidade de buscar aprovação de todos em meu ambiente e alguém faz algo que me irrita, eu automaticamente vou reprimir essa raiva porque ela destrói a imagem que tenho de mim mesmo como um "cara legal". A repressão é uma reação inconsciente consistente que nunca falha. Reprimimos a raiva dentro de nós e não permitimos que ela saia.

Por fim, a raiva da qual você está ciente pode ser o que é conhecido como raiva deslocada. Ou seja, você fica muito irritado com algo relativamente sem importância, como um engarrafamento de trânsito ou um serviço ruim em um restaurante, em vez de ficar com raiva de seu cônjuge ou de um genitor, porque esta última simplesmente não é permitida por sua psique. É algo muito comum entre meus pacientes.

P: "Todo mundo sabe que sou uma pessoa calma e controlada, que lido com tudo muito bem e nunca fico ansiosa. Por que diabos eu sinto dor nas costas?"

R: Porque todos os traços de personalidade que o deixam calmo estão estimulando muita fúria interna. A criança em você diz "Você está colocando uma enorme quantidade de pressão sobre mim, e isso me deixa furioso. Quero ficar no meu canto; quero ser cuidado, e você está me obrigando a cuidar dos outros. Na verdade, só me importo comigo mesmo.".

P: "Eu sou a pessoa mais adaptável do mundo. Por que eu deveria ter dor nas costas?"

R: Porque pessoas adaptáveis colocam grande pressão sobre si mesmas, e o "eu" não gosta disso.

P: "Acho que sei por que eu acumulo raiva dentro de mim; na verdade, tenho certeza de que tem a ver com o fato de que minha mãe o tempo todo me diminuía e me reprimia quando eu era criança. Por que a dor não desaparece?"

R: Perguntas como essa são comuns. Há três possíveis razões para a persistência dos sintomas. Primeiro, os pacientes não sabem *quanta raiva* têm dentro de si. Muitas vezes, as pessoas acham bastante útil este *insight* e experimentam uma redução na dor quando se dão conta de que têm uma fúria cega dentro de si. Há pessoas que, além de reconhecer a raiva, necessitam senti-la diretamente. Então, se a sintomatologia não melhora, elas podem tentar a psicoterapia. Para algumas pessoas, pode ser que o que está estimulando a fúria seja algo diferente do que elas imaginam. Elas provavelmente também precisam trabalhar junto a um psicoterapeuta.

P: "Como posso saber a diferença entre a dor muscular comum e a dor da TMS?"

R: A dor muscular que surge após a atividade física não rotineira tende a desaparecer em um ou dois dias. A TMS dura dias, semanas ou meses.

Substituição de localização

Às vezes, os pacientes com TMS desenvolvem dor em um novo local. Nas palestras, descrevo as diversas variações da síndrome, envolvendo diferentes músculos, nervos e tendões, para que os pacientes reconheçam uma nova dor, quando ela ocorrer, como uma manifestação alternativa da TMS. Apesar do meu aviso de que isso pode ocorrer e do conselho de me telefonar se isso acontecer, a tendência de atribuir a nova dor a outra coisa parece irresistível.

Uma ex-paciente passou um ano com uma dor no pé direito que lhe causava grandes problemas. Por exemplo, ela precisava acelerar e frear o carro com o pé esquerdo. Quando finalmente lhe ocorreu que poderia ser TMS, ela passou em consulta comigo. Quando o diagnóstico foi dado, ela voltou para casa dirigindo e usando o pé direito. Outra paciente me telefonou. "Curada" de suas dores nas costas cerca de dois anos antes, ela corria regularmente. Três semanas antes de me ligar, seu quadril direito começou a doer após uma corrida. Ela procurou um médico, que diagnosticou uma bursite trocantérica. A prescrição: uma injeção de esteroides no local e medicação anti-inflamatória por via oral. Como a dor persistiu, ela começou a pensar na TMS e ligou para meu consultório. Eu disse a ela que era um local comum para a TMS e que quase com certeza era uma substituição para a dor nas costas. Ela desligou o telefone e, em seguida, contou-me por carta: "[...] fiquei com tanta raiva do meu cérebro por me aplicar aquele golpe sujo de novo que gritei com ele, e a dor desapareceu".

Muitas vezes as pessoas passam por cirurgias por causa de uma manifestação substituta da TMS. Recebi um telefonema de outra mulher que eu havia tratado com sucesso três anos antes. Já fazia alguns meses que ela havia começado a sentir dores na ponta de um ombro (numa localização chamada de acrômio, que é a extremidade lateral da crista da escápula que se articula com a clavícula e dá fixação a uma parte dos músculos deltoide e trapézio). Ela consultou vários especialistas em ombro, fez uma ressonância magnética que mostrou um manguito rotador lesionado e passou por uma cirurgia para "reparar a lesão".

Ela ficou livre da dor, mas, quando desenvolveu exatamente a mesma dor no outro ombro algumas semanas depois, ficou desconfiada e decidiu me ligar. Eu disse a ela que o ombro era um local comum para tendinite da TMS e sugeri que viesse ao meu consultório para que eu a examinasse. Durante a consulta, alguns dias depois, ela me disse que a dor havia desaparecido da noite para o dia depois que conversamos.

O rápido desaparecimento de novas dores quando estes pacientes descobriram que era uma manifestação da TMS ocorreu porque eles já conheciam essa síndrome. Eles haviam passado pelo período de aceitação e assimilação gradual dos conceitos e não precisavam repetir o processo. Assim que reconheciam a dor como parte da TMS, ela perdia a capacidade de desviar a atenção e logo desaparecia.

Aliás, a cessação quase instantânea da dor nesses casos nos diz algo sobre a fisiopatologia da TMS. A dor não poderia ser resultado de um processo inflamatório nem de uma anomalia estrutural que estivesse produzindo sintomas por compressão; nenhuma dessas condições poderia desaparecer em minutos ou horas. Mas essa cessação é totalmente compatível com um processo em que a dor é devida à leve privação de oxigênio, uma vez que o sistema autônomo pode alterar o fluxo sanguíneo em segundos, se assim desejar.

A substituição também pode ocorrer com sintomas psicológicos. Uma jovem que estava em tratamento me disse que agora passava dias sem dor, mas que nesses dias ela era "um caos emocional". Ela queria começar a fazer psicoterapia para conseguir lidar com a crise emocional "enquanto a ferida está aberta". Fiquei satisfeito por ela ter aprendido tão bem os conceitos. Claramente, dor e estados emocionais são criações do cérebro com o propósito de evitação e podem substituir um ao outro.

Continuo a alertar os pacientes sobre a possibilidade de uma substituição de localização, mas, quando dois ou três anos se passam, muitas vezes, eles se esquecem disso — e sentem um desconforto desnecessário.

Recorrência

Será que a dor algum dia pode voltar? Sim, ela pode voltar, mas é muito raro isso acontecer. Pesquisas de acompanhamento indicaram isso. A taxa de "cura" permanente fica entre 90% e 95%.

Essa alta taxa de "cura" é muito influenciada pelo fato de, durante muitos anos, eu ter feito triagem de todos os pacientes antes de sua admissão no programa. Não faria sentido tratar pessoas que, por algum motivo, não são capazes de aceitar a teoria da origem de um distúrbio induzido no âmbito psicológico. O reconhecimento e a aceitação dessa teoria são essenciais para a recuperação.

Quando há recorrência (que raramente é severa), conforme as circunstâncias, posso ou não realizar alguns exames. O paciente retornará para palestras ou sessões em grupo, durante as quais o motivo do retorno da dor é descoberto e discutido. Alguns pacientes decidem dar início à psicoterapia.

As condições indispensáveis do tratamento

Digo aos meus pacientes no final das palestras que eles não devem se considerar "curados" a menos que possam dizer que, sem nenhuma dúvida,

- eles têm pouca ou nenhuma dor causada pela TMS (um pouco de dor sem nenhuma consequência física ou emocional é permitido, afinal, somos apenas humanos);
- eles estão prontos para praticar atividade física de forma irrestrita;
- eles não têm resquícios de medo de praticar atividade física;
- eles abandonaram todas as formas de tratamento físico ou farmacológico.

Como vimos na Parte 1 deste livro, o medo é mais eficiente que a dor como agente de distração. Portanto, a menos que todos esses requisitos sejam atendidos, a dor não irá embora ou inevitavelmente voltará. Temos de provar ao nosso cérebro que sabemos o que se passa, que não seremos enganados e, acima de tudo, que não nos intimidaremos nem teremos medo. É uma disputa entre o nosso consciente lógico e o nosso inconsciente irracional. É realmente um conto de duas mentes.

Medicina alternativa

Todos os anos, milhões de americanos procuram tratamento com profissionais do que tem sido chamado de medicina alternativa ou não convencional. Por quê? A resposta é óbvia. A medicina convencional falhou. Essa premissa engloba especialmente os distúrbios musculoesqueléticos discutidos neste livro. A medicina convencional não consegue curar esses pacientes porque não consegue fazer um diagnóstico preciso. Você não consegue curar um paciente se não identifica a natureza da doença ou do distúrbio do qual ele sofre.

A maioria dos tratamentos médicos alternativos alcança o sucesso de que desfruta por meio do efeito placebo. Se o efeito placebo não existisse, a maioria desses métodos de tratamento também não existiria. Eles são potencialmente benéficos, mas não curam, porque o efeito placebo é quase invariavelmente temporário.

Como a maioria dos distúrbios musculoesqueléticos é manifestação da TMS, qualquer método de tratamento que se concentre no corpo irá perpetuar, em vez de interromper o processo de dor. Assim, de forma paradoxal, embora o tratamento não convencional possa proporcionar alívio temporário (em geral, parcial), muitas vezes, garante a continuidade do processo básico, porque mantém a atenção do paciente focada na parte do corpo onde há dor.

Por essa razão, não aprovo a maioria dos métodos alternativos de tratamento. O diagnóstico e o tratamento da TMS não são exemplos de medicina não convencional ou holística; são, sim, parte da medicina clínica convencional. O reconhecimento do papel causador das emoções leva ao sucesso do diagnóstico e do tratamento.

Há uma abordagem alternativa para doenças que têm bases sólidas. Andrew Weil, formado pela Escola de Medicina de Harvard, professor e médico, ensina, assim como Norman Cousins, que cada um de nós tem uma capacidade de autocura, e que somos, como diz Cousins, "mais fortes do que pensamos". Weil registrou em livros como *Spontaneous Healing* as muitas formas pelas quais podemos combater doenças e aprimorar a boa saúde para além dos métodos da medicina convencional.

A abordagem terapêutica de um problema médico generalizado, como a que foi descrita neste capítulo, é um exemplo específico do potencial de autocura que cada um de nós tem. É a prova de que somos, de fato, mais fortes do que pensamos.

Uma palavra de alerta e uma sugestão aos leitores: as muitas cartas que recebi de pessoas que leram meus livros sobre dor nas costas e melhoraram são base para um forte argumento em favor do poder do conhecimento para reverter distúrbios psicossomáticos. No entanto, os leitores não devem presumir que suas condições são o resultado de um processo mente-corpo, a menos que tenham sido devidamente examinados por um médico, recebendo a garantia de que não têm nenhuma doença grave.

Isso não significa que um diagnóstico psicossomático seja feito por exclusão só porque não há outro diagnóstico. No entanto, como tão poucos médicos fazem um diagnóstico psicossomático, um indivíduo pode ser forçado a chegar a essa conclusão por conta própria. Por isso, é essencial, antes de tudo, descartar qualquer distúrbio não psicológico. Recebo muitas ligações e cartas de pessoas que concluíram que têm TMS e que estão procurando orientação adicional. Infelizmente, é impossível para mim aconselhá-las no âmbito clínico e ético. O que sugiro, quando estão convencidos de que têm TMS ou um de seus equivalentes, se tiverem seguido os tratamentos de seu médico e continuarem a ter sintomas, é que considerem fazer psicoterapia com um psiquiatra ou um psicólogo com treinamento analítico.

Palavras finais

Quais são os pontos mais importantes a serem lembrados sobre os distúrbios mente-corpo e como curá-los?

A princípio, não devemos nos esquecer de que a TMS e seus muitos equivalentes são essencialmente *inofensivos*, embora, às vezes, a gravidade dos sintomas torne difícil acreditar nisso.

Os sintomas físicos mente-corpo são comuns na sociedade ocidental; eles não significam necessariamente que há uma doença ou uma anormalidade mental ou emocional (ou física).

Somos muito *mais fortes* do que pensamos e temos capacidade para influenciar o que está acontecendo em nosso corpo. No entanto, precisamos aprender como fazer isso.

No que diz respeito ao conjunto de problemas médicos de origem mente-corpo descrito neste livro, o *conhecimento* do processo e, de modo mais particular, o conhecimento de suas fontes emocionais são essenciais e quase invariavelmente resultam em "cura".

Nossos maiores inimigos são o *medo* e a *desinformação*. No campo das emoções, temos *duas mentes*, e não devemos cometer o erro de julgar a mente inconsciente com base nas regras aceitas da lógica e da racionalidade, que são características da mente consciente.

A *mente e o corpo* são indivisíveis e estão em constante interação. Isso resulta em um organismo magnífico, de infinita complexidade, digno de admiração.

APÊNDICE:
QUESTÕES ACADÊMICAS

Esta seção é destinada àqueles que estão interessados nos aspectos mais acadêmicos da medicina mente-corpo; em consequência, contém alguns termos técnicos. Deve ser de particular interesse para psicólogos e psiquiatras que acompanham a literatura sobre medicina psicossomática.

Além de Freud

Uma vez que a teoria da TMS sustenta que a síndrome é elaborada no inconsciente para servir a um propósito inconsciente, ela tem um sólido fundamento na teoria psicanalítica. Em particular, a conceituação freudiana do inconsciente fornece um modelo para a compreensão do papel da repressão, que é de fundamental importância para a teoria da TMS. Portanto, como tantas outras coisas nos universos da psicologia e da psiquiatria, sem Freud, ainda estaríamos em busca de explicações. A comparação e o contraste da teoria da TMS com algumas das ideias de Freud são estabelecidos com um profundo sentimento de dívida para com ele e seus conceitos pioneiros.

O que se segue é uma discussão sobre como a teoria da TMS se compara e contrasta com as teorias da psicomatose — modernas e antigas.

Conversão versus sintomas psicossomáticos

Freud fez uma distinção entre sintomas histéricos de conversão e o que ele chamou de equivalentes da ansiedade. Logo no início, ele afirmou que sintomas "orgânicos", como irregularidades cardíacas, diarreia, tonturas, cãibras musculares e parestesias, não eram tratáveis pela psicanálise, pois não eram resultado de conflitos ocultos. Em vez disso, ele acreditava que eram consequência da excitação sexual somática que não podia ser reconhecida fisicamente e tinha de buscar expressão por algum outro caminho, daí a manifestação emocional de ansiedade ou um substituto físico. Mais tarde em sua carreira, ele começou a ver a ansiedade como um sinal de perigo.[1]

A experiência com a TMS deixou claro que os sintomas regionais psicogênicos (de conversão) e psicossomáticos servem ao mesmo propósito psíquico, uma vez que podem ocorrer de forma simultânea no mesmo paciente. Além disso, a ansiedade parece ser um equivalente dos sintomas físicos, pois, muitas vezes, ela os substitui à medida que eles se atenuam.

A teoria de que existe uma mesma base psicológica tanto para os sintomas regionais psicogênicos quanto para os sintomas psicossomáticos é reforçada pelo fato de que muitos dos pacientes histéricos de Freud tinham sintomas que eram claramente "vegetativos". Dora tinha "asma nervosa" e sofria crises de vômitos, e ambos os sintomas refletiam uma fisiologia alterada, ao contrário do que ocorre com sintomas histéricos como paralisia e anestesia, que são o resultado de um processo elaborado inteiramente no cérebro.[2]

Que eu saiba, Freud nunca fez nenhum comentário sobre a neurofisiologia dos sintomas histéricos ou psicossomáticos. Isso seria consistente com sua visão de si mesmo como psicólogo, não como fisiologista.

É interessante que Freud idolatrasse Fliess, como sugerido em suas correspondências mais antigas.[3] Talvez isso tenha ocorrido, em parte, porque Fliess era um profissional destacado como fisiologista e porque então, assim como ocorre agora, a fisiologia e a anatomia eram consideradas as disciplinas científicas médicas por excelência. No início de sua carreira, Freud pode ter se sentido um pouco inferior; embora fosse indiscutivelmente atraído pela criação de uma nova psicologia, ele a considerava, no fim das contas, um ramo inferior da ciência. Seria seu pedido de apoio e encorajamento a Fliess baseado apenas em necessidade psicológica pessoal ou sua solidão e depressão se deviam em parte ao fato de que era um renegado das alas do "verdadeiramente científico"?

Estudiosos da medicina psicossomática (e da psicanálise) sempre trabalharam sob um sentimento de inferioridade, sem dúvida, engendrado pela incapacidade de descrever e definir seu trabalho de acordo com as regras que regem a ciência laboratorial. Se todas as funções humanas são definidas em termos físicos e químicos, a medicina psicossomática não faz parte dessa ciência. De acordo com essa ciência, a doença ou a disfunção são resultados de aberrações físicas e químicas e só podem ser corrigidas com o emprego de medidas mecânicas ou químicas. A medicina contemporânea, incluindo grande parte da psiquiatria, parece ser regida por essa filosofia.

Então, como explicar a resolução total de um distúrbio de dor (seja de conversão ou fisiológico) por meio do mecanismo de educação, como descrito neste livro?

Claramente, deve estar em ação uma outra ciência sobre a qual sabemos pouquíssimo. Chamemos de ciência da mente, ou, se adotarmos a interpretação de Bruno Bettelheim da obra de Freud, "a ciência da alma ou do espírito".[4] Os métodos da ciência rígida não podem ser aplicados a esta ciência. Como não existe atualmente uma forma de obter dados objetivos relativos a essa dimensão da experiência humana, devemos nos apoiar no conhecimento empírico.

Freud era justificadamente confiante, e até mesmo um pouco arrogante, pois sabia que havia descoberto algo de grande importância sobre a função do animal humano. Que suas teorias tenham sido modificadas com o passar do tempo é de pouca importância à luz de sua monumental contribuição para o conhecimento humano. Como um verdadeiro cientista, ele confiava em suas observações, embora estas não pudessem ser explicadas em termos físico-químicos.

Sabe-se que, atualmente, fenômenos mentais e emocionais podem estimular a atividade neuronal no cérebro, no processo por meio do qual são elaboradas reações físicas e químicas geradoras de sintomas emocionais ou físicos.[5] A química cerebral não inicia a disfunção nesse caso, a química está a serviço da psique. No processo mente-corpo, a máquina físico-química é impulsionada pelas emoções, e não o contrário (a palavra *psique*, derivada do grego, significa "alma").

Sintomas físicos

Freud, como muitos outros, afirmava que a neurose e a formação dos sintomas denotam doença. Ele achava que os sintomas físicos tinham mais de um significado e que representavam vários processos mentais inconscientes ao mesmo tempo.[6]

O modelo da TMS sustenta que a formação de sintomas psicogênicos é universal, variando apenas em gravidade, intensidade e escolha do sintoma. É algo que ocorre com todas as pessoas normais, e não é uma doença. O objetivo psicológico dos sintomas físicos (e também de certos sintomas emocionais) é desviar a atenção da fúria ameaçadora ou de sentimentos intoleráveis que são a consequência de grande número de pressões externas e internas.

Freud declarou que "o motivo de estar doente é sempre o ganho de alguma vantagem". Ele via a "doença" como o meio de resolver um conflito psíquico; esse é o ganho primário (paranósico). No entanto, ele atribuía mais significado ao ganho secundário (epinósico) derivado da "doença", como, por exemplo, atenção, solidariedade e fuga da responsabilidade ou do trabalho.[7]

Há uma disparidade fundamental entre a teoria psicanalítica tradicional e aquilo que tem sido observado no diagnóstico e no tratamento da TMS.

Se existe alguma vantagem em ter um sintoma psicogênico, como na TMS, é a vantagem primária inconsciente de evitar a expressão explícita de fúria ou de um outro sentimento insuportável. Embora o ganho secundário, sem dúvida, ocorra (e também seja inconsciente), a experiência clínica com a TMS sugere que ele é menos significativo do que o ganho primário.

Esse tema tem uma importância que transcende a mera diferença com a teoria psicanalítica tradicional, uma vez que o conceito de ganho secundário é hoje a base para o diagnóstico e o tratamento da dor crônica em centros de saúde de todo o país. A teoria de tais instituições pressupõe a existência de razões implícitas para a dor, que são estruturais ou o resultado de distúrbios de deficiência muscular, e afirma que a gravidade e a cronicidade da dor são consequências de um desejo inconsciente de ganho secundário.[8]

Na minha experiência com a TMS, a dor crônica tem a mesma fisiopatologia da dor aguda; a cronicidade e a severidade são, a princípio, funções da importância do estado psicológico implícito que produziu a dor como distração. Basear o tratamento no ganho secundário é duplamente equivocado: fazer isso não permite reconhecer a verdadeira etiologia da dor, e isso ajuda a perpetuar o distúrbio, em vez de amenizá-lo, e ignora o significado psicológico do sintoma, impedindo, portanto, de se empregar o tratamento adequado. Além disso, é humilhante para os pacientes sugerir que eles estão obtendo benefícios com sua doença.

Anthony Wheeler, neurologista que atende pacientes em um centro de tratamento da coluna vertebral, fez uma revisão do tema da dor lombar crônica e identificou fatores neurofisiológicos e psicológicos que contribuem para a etiologia e a perpetuação do distúrbio.[9] Citando muitos relatos da literatura, ele lista inúmeros fenômenos psicossociais, como depressão, transtornos e traços de personalidade, estados de ansiedade, abuso de substâncias, abuso sexual na infância, raiva/hostilidade e medo, todos os quais são considerados fatores agravantes para um distúrbio físico latente.

Com base na minha experiência, posso afirmar que fatores psicológicos como esses contribuem para processos inconscientes ou são o resultado deles; esses processos estimulam os sintomas físicos característicos da TMS que constituem a base para a dor contínua.

Freud concluiu: "Um sintoma histérico só pode se manifestar quando duas realizações de desejos opostos, originários de dois sistemas psíquicos diferentes, são capazes de convergir em uma única expressão".[10]

O exemplo que ele cita não como prova, mas para esclarecer seu ponto, é o de uma mulher com vômitos histéricos (o vômito é fisiológico e, portanto, não histérico). Freud teoriza que um dos desejos opostos emana do inconsciente, que ela esteja continuamente grávida (de vários homens), e o outro, do pré-consciente que a está punindo por esse desejo inconsciente, uma vez que o vômito a privaria de sua imagem e de sua boa aparência. Ele já havia afirmado antes que os sintomas psiconeuróticos deveriam ser considerados satisfações dos desejos inconscientes.

A teoria da TMS postula, por outro lado, que, se os sintomas são psicossomáticos ou regionais psicogênicos (histéricos), eles são projetados para servir como uma reação protetora à fúria narcísica ou a outros sentimentos intoleráveis, e não são um mecanismo para punir ou realizar um desejo inconsciente.

Uma explicação dinâmica alternativa dos sintomas da paciente de Freud, baseada na teoria da TMS, é que o superego que julga está proclamando que os desejos inconscientes da mulher são perigosos, absurdos, infantis e até imorais, e que não podem ser tolerados. O eu narcísico reage com fúria a esse julgamento, e os sintomas são induzidos pelo ego e pelo superego inconscientes como distração, uma vez que eles temem e deploram a possibilidade de que o sentimento indesejável irrompa na consciência.

Em outro dos casos de Freud, um menino de 14 anos experimentou "tique convulsivo, vômitos histéricos, dores de cabeça, etc." quando seu pai viúvo trouxe para casa uma nova esposa. Freud concluiu que o menino já apresentava uma fúria reprimida contra o pai, que o havia repreendido porque ele "brincava com seus genitais". Embora não dissesse isso especificamente, Freud parecia estar sugerindo que os sintomas do menino estavam substituindo a fúria.[11]

A interpretação da teoria da TMS seria de que o evento precipitante apenas aumentou a fúria cumulativa do menino, elevando-a a um nível crítico em que ela ameaçava tornar-se consciente, e o início dos sintomas serviu para distraí-lo da fúria. Note-se que mais uma vez um sintoma vegetativo, o vômito, é identificado por Freud como histérico.

Sobre a culpa, Freud afirmou: "Ao final, percebemos que estamos tratando com o que pode ser chamado de um fator 'moral', um sentimento de culpa, que está encontrando sua satisfação na doença e se recusa a abandonar a punição do sofrimento. Teremos razão em considerar esta explicação desanimadora como definitiva. Mas, para o paciente, esse sentimento de culpa silencia; tal sentimento não lhe diz que ele é o culpado; o paciente não se sente culpado, mas doente. Esse sentimento de culpa se expressa apenas como uma resistência à recuperação que é extremamente difícil de superar.".[12]

A resistência à recuperação manifesta-se pela continuidade dos sintomas. Freud concluiu que o sentimento reprimido deveria ser a culpa, uma vez que o sintoma — que podemos chamar de dor — é percebido como punição e que a pessoa deve estar se punindo pelo sentimento de culpa. Além disso, Freud sugere que os sentimentos de inferioridade "tão bem conhecidos nos neuróticos" também são uma consequência da condenação do ego pelo superego hipercrítico.

De acordo com o modelo da TMS, a baixa autoestima é consequência de muitos fatores, como deficiências na criação pelos pais, demandas da sociedade moderna e fatores genéticos. Os elevados ideais do superego são o resultado da necessidade de demonstrar a si mesmo e ao mundo que se pode ser perfeito e bom.

O modelo da TMS sustenta que não é a necessidade de punir a si mesmo que faz com que os sintomas continuem, mas a necessidade de desviar a atenção de sentimentos aterrorizantes que podem ser expostos. Trata-se de um ato de *autopreservação*, e não de *autoflagelação*. Não é uma resistência à recuperação, mas uma resistência à *descoberta*.

O superego desempenha um papel importante na repressão porque a tomada de consciência de sentimentos como a fúria violaria seus padrões idealistas de perfeição. O ego participa da repressão e da resistência para que o indivíduo como um todo não sofra as consequências práticas da fúria desencadeada, como condenação, rejeição e retaliação.

Na minha experiência, pacientes cuja dor resiste aos esforços educativos terapêuticos estão abrigando sentimentos reprimidos que são profundos e complicados, e isso sinaliza a necessidade de exploração aprofundada, ou seja, a psicoterapia.

E a culpa consciente? De acordo com a teoria da TMS, apenas sentimentos inconscientes produzem sintomas físicos. Em *O ego e o id*, Freud discute a culpa consciente nas neuroses obsessivas e na melancolia (depressão) e diz que não está claro por que a culpa é tão forte nesses transtornos, mas ele atribui essa culpa à ação do superego.[13]

Se seguirmos a teoria da TMS, veremos que a culpa é uma consequência normal das demandas do superego que produzem a fúria inconsciente, que pode resultar em sintomas físicos ou em diversos sintomas emocionais, como a tendência à obsessão, à ansiedade ou à depressão. A obsessão com os sintomas é comum em pessoas com TMS, o que sugere que nesses pacientes a fúria é grande e as razões para ela são muito convincentes. A base para a escolha — isto é, obsessão ou depressão — permanece obscura, mas em ambos os casos a fúria permanece oculta.

Como discutido no Capítulo 1 deste livro, depressão, ansiedade e sintomas obsessivo-compulsivos são equivalentes da TMS.

Sentimentos conscientes não causam sintomas, por mais desagradáveis, dolorosos ou ameaçadores que sejam. Só os sentimentos reprimidos, inconscientes e assustadores demandam sintomas emocionais ou físicos.

A fúria narcísica

Embora Kohut tenha desenvolvido plenamente o conceito de fúria narcísica como base para a patologia emocional,[14] a seguinte passagem de *Além do princípio do prazer* sugere que Freud tinha pensamentos semelhantes:

> A eflorescência precoce da vida sexual infantil está condenada à extinção porque seus desejos são incompatíveis com a realidade e com o estágio inadequado de desenvolvimento a que a criança chegou. Essa eflorescência chega ao fim em circunstâncias mais angustiantes e acompanhada de sentimentos muito dolorosos. A perda do amor e o fracasso deixam como sequela uma lesão permanente na autoestima na forma de uma cicatriz narcísica, que a meu ver [...] contribui mais do que tudo para o "sentimento de inferioridade" tão comum nos neuróticos.[15]

Mais adiante, na mesma seção, Freud afirma: "A quantidade cada vez menor de afeto que recebe, as crescentes exigências de educação, palavras duras e um castigo ocasional mostram-lhe, por fim, toda a extensão do desdém que lhe foi dispensado. Estes são alguns exemplos típicos e sempre recorrentes das maneiras pelas quais o amor característico do período da infância é levado a seu término.".[16]

Eis aqui uma contribuição do mestre para a relevância da ideia de fúria narcísica e dos profundos sentimentos de inferioridade que, a meu ver, são universais na sociedade ocidental moderna, com variação em importância de pessoa para pessoa. Eles estão no centro da maioria das sintomatologias psicogênicas. Embora Freud não mencione a fúria como uma das consequências dessa perda de amor, duvido que ele tivesse rejeitado a ideia.

Teríamos que acrescentar, no entanto, que não apenas a perda do amor como também diversas outras experiências negativas ao longo do processo de desenvolvimento contribuem para causar dano à autoestima e para a fúria narcísica.

Freud fazia referências frequentes a profundos sentimentos de inferioridade, mas não incluía isso como um fator no desenvolvimento de neuroses ou sintomas. A teoria da TMS, por outro lado, atribui o perfeccionismo e o bom-mocismo à baixa autoestima. É evidente que a fúria gerada na infância é permanente — depositada no banco, por assim dizer. Os depósitos continuam a ser feitos na "conta da fúria" ao longo da vida. Talvez isso explique por que algumas pessoas começam a ter sintomas físicos na infância, algumas na adolescência, outras na casa dos 20 anos, mas a maioria, nos anos intermediários da vida, quando os estresses e as tensões estão no auge. Parece haver um limiar quantitativo em que o nível de fúria, tendo se tornado grande o suficiente para ameaçar irromper na consciência, requer uma distração que pode ser um sintoma físico ou uma reação emocional indesejável, como ansiedade, tendências fóbicas ou obsessivas, ou depressão.

Sintomas físicos, ansiedade, fobia e obsessão

Ao discutir o significado da fobia histérica ou da agorafobia, Freud diz: "Suponhamos que um paciente neurótico seja incapaz de atravessar a rua sozinho — uma condição que corretamente consideramos como um 'sintoma'. Se removermos esse sintoma, obrigando-o a realizar o ato do qual ele se julga incapaz, a consequência será um ataque de ansiedade; e a ocorrência de um ataque de ansiedade na rua é, muitas vezes, a causa precipitante do início da agorafobia. Vemos, portanto, que o sintoma foi construído para evitar um surto de ansiedade; a fobia é erguida como uma fortificação fronteiriça contra a ansiedade.".[17]

Na teoria da TMS, o sintoma é criado para nos distrair da fúria ou de sentimentos intoleráveis. Tanto a fobia quanto a ansiedade são "defesas", estratégias de evitação cujo objetivo é manter inconscientes os sentimentos. Se a fobia for removida, forçando a pessoa a atravessar a rua, essa pessoa fica ansiosa. Fobias e ansiedade são equivalentes da TMS, cujo objetivo é distrair a atenção da fúria reprimida ou de outros sentimentos poderosos e impedir sua expressão consciente. É um meio de evitação, que é uma defesa clássica. Dissemos que obsessões, ansiedade, depressão e sintomas físicos eram equivalentes entre si; agora, as fobias são adicionadas a essa equivalência.

O demônio e o santo interiores

Freud escreveu em *O ego e o id*:

> Pode-se [...] arriscar a hipótese de que grande parte do sentimento de culpa deve normalmente permanecer inconsciente, porque a origem da consciência tem uma íntima ligação com o complexo de Édipo, que pertence ao inconsciente. Se alguém estivesse inclinado a apresentar a proposição paradoxal de que o homem normal não é apenas muito mais imoral do que ele acredita, mas também muito mais moral do que ele pensa, a psicanálise, em cujas conclusões repousa a primeira metade da afirmação, não teria nenhuma objeção a levantar contra a segunda metade.[18]

A afirmação de Freud de que o superego tem suas raízes no complexo de Édipo decorre da ideia de que, depois de passar pelos estágios de conflito e competição com os pais, o indivíduo em desenvolvimento adota os valores dos pais, e este se torna a consciência (acima do eu, eu-ideal, superego).

É difícil entender como os pais que representaram uma variedade de elementos negativos no processo de desenvolvimento agora se tornam a personificação de tudo o que é perfeito e bom, como o pai ideal, ou doce e amoroso, como a mãe. O fato de terem se tornado perfeitos e totalmente bons força a imaginação.

Parece haver mais lógica na ideia "preciso provar a mim mesmo e ao mundo que sou perfeito e bom". Os padrões para esses ideais estão ao nosso redor: civilização, lei, religião. Eles são administrados por pais, professores e líderes religiosos. A motivação para a perfeição e a bondade brota de profundos sentimentos de inferioridade.

A teoria da TMS pressupõe que a consciência não deriva do complexo de Édipo, mas de múltiplos fatores, como um profundo sentimento de inferioridade e imperativos familiares, sociais e culturais. Os comandos ditatoriais do superego são projetados para demonstrar tanto à própria pessoa quanto ao mundo que ela é um indivíduo digno (perfeito) e bom. Este é o santo interior, mas há também um demônio na pessoa daquele remanescente narcísico da criança que se enfurece com as exigências do superego. Como disse

Freud, no nível inconsciente somos tanto piores quanto melhores do que pensamos.

Quaisquer que sejam as raízes do superego, ninguém contesta seu duro e ditatorial papel psíquico. A teoria da TMS diz que isso é enfurecedor para o eu nuclear, guiado como ele é por desejos infantis, voltados para o prazer, irresponsáveis.

Compreendendo os sintomas físicos psicogênicos

Falando da linguagem de uma neurose obsessiva, Freud diz: "Acima de tudo, ela não envolve o salto de um processo mental para uma inervação somática — conversão histérica — que nunca pode ser totalmente compreendida por nós".[19]

Aquilo a que Freud se refere como salto não o é no modelo da TMS, que reconhece que as emoções têm o poder de estimular reações fisiológicas de todos os tipos, exemplificadas pelos sintomas dos pacientes de conversão histérica de Freud e por todos os processos físicos que designamos como psicossomáticos. Se Freud quis dizer que não sabemos como o cérebro faz o que faz (a "caixa-preta"), então, sua afirmação se aplica a todos os processos mentais e emocionais, mas sabemos o suficiente sobre a fisiologia cerebral para poder conectar o sistema límbico, o hipotálamo e as redes autônomas e imunológicas, o que significa que agora é possível explicar os sintomas físicos psicogênicos além do nível da "caixa-preta".[20]

O filósofo e analista Jonathan Lear diz: "[...] de fato, nenhum salto é possível: não por causa de um abismo intransponível entre mente e corpo, mas porque no nível arcaico o corpo é a mente".[21]

No adulto, evidências do arcaico ainda existem. Embora não seja a totalidade da psique, é uma parte muito importante dela. Mas há evidências poderosas de que não há lacuna, e nem necessidade de um salto, no trabalho de Candace Pert e seus colegas que demonstraram a rede de informações que existe entre os centros emocionais do cérebro e do corpo.[22]

George McNeil descreveu um paciente com o que é conhecido como transtorno de personalidade *borderline* que desenvolveu uma febre de origem desconhecida. Ele especulou que processos psíquicos poderiam ativar vias neuronais entre o sistema límbico e o hipotálamo, levando à "desregulação" autonômica e à febre.[23] É algo semelhante ao que a teoria da TMS informa sobre as síndromes de dor descritas na Parte 2 deste livro.

A contribuição de Franz Alexander

A literatura médica sobre medicina psicossomática tem sido produzida quase exclusivamente por psicanalistas. Se a TMS e seus equivalentes são o resultado de fenômenos inconscientes, como sustenta a teoria da TMS, isso é inteiramente apropriado, pois o inconsciente é o domínio do psicoterapeuta analiticamente treinado. No entanto, esses autores estão em desvantagem em seu estudo do problema, uma vez que não têm conhecimento nem acesso a toda a gama de pessoas com distúrbios mente-corpo. Como resultado, suas teorias sobre a natureza da psicogênese podem não ser precisas.

Frosch[24] destacou o fato de que Franz Alexander, fundador do Chicago Psychoanalytic Institute [Instituto de Psicanálise de Chicago], e seus colegas French e Pollock fizeram uma grande contribuição ao campo da medicina psicossomática no século XX e quase alcançaram a aceitação de seus conceitos pela medicina convencional.[25] Infelizmente, isso não aconteceu.

Alexander incluiu um grande número de doenças em sua definição de *psicossomático*, mas nem ele nem seus sucessores estavam cientes das manifestações psicossomáticas mais comuns, as doenças neuromusculoesqueléticas, que são o assunto principal deste livro.

Ele introduziu, em seu livro, o conceito de "neuroses vegetativas", referindo-se ao que tem sido designado psicossomático, em oposição aos distúrbios de conversão. Na classificação de Alexander, tais neuroses incluíam enxaqueca, hipertensão, hipertireoidismo, neuroses cardíacas, artrite reumatoide, síncope vasopressora, úlcera péptica, retocolite ulcerativa, prisão de ventre, diarreia, estados de fadiga e asma.

Ele relacionou conflitos inconscientes específicos a distúrbios físicos específicos, mas não fez a distinção entre conversão e sintomas psicossomáticos sugerida no Capítulo 2 deste livro. Assim como eu, Alexander observou que, muitas vezes, Freud se referia a sintomas que eram claramente psicossomáticos como se fossem conversão — portanto, o resultado de um conflito inconsciente.

A teoria da TMS está em total acordo com essa visão, embora ambas difiram na natureza do processo inconsciente responsável pelos sintomas, na finalidade dos sintomas e no princípio da especificidade. Apesar da diferença nos detalhes, há continuidade e suporte para a teoria da TMS na obra de Freud e Alexander. O conceito que apresenta importância primordial é que os sintomas são o resultado de fenômenos inconscientes, embora essa ideia seja repudiada por alguns teóricos contemporâneos.[26]

É interessante comparar e contrapor os princípios mais importantes das teorias de Alexander com a teoria da TMS. Vejamos a análise apresentada a seguir.

1. Alexander acreditava que as qualidades de personalidade derivadas do início da vida desempenham um papel importante na evolução dos sintomas psicossomáticos. A teoria da TMS está em total concordância, sobretudo se essas qualidades incluem a necessidade de ser perfeito e bom.

2. Alexander acreditava que eventos ou circunstâncias estressantes da vida ativam processos emocionais no inconsciente, resultando em sintomas. Eu concordo. Esses eventos geram fúria interna, pois representam pressão sobre o eu narcísico.

3. O grupo de Alexander atribuiu a escolha do órgão e do sintoma a um fator constitucionalmente determinado, que chamaram de "X".

Com base em evidências empíricas derivadas da experiência clínica com muitos milhares de pacientes, a teoria da TMS nos leva a concluir que o mesmo estímulo psicológico resulta em sintomas que podem se mover de um órgão ou um sistema para outro, sem nenhuma evidência de determinantes genéticos, bioquímicos ou fisiológicos. Essa teoria pressupõe diferentes níveis de comprometimento fisiológico, com a TMS e seus equivalentes representando os menos graves, e as categorias autoimune, cardiovascular e câncer, os mais graves. Embora seja provável que as emoções desempenhem um papel na etiologia dos distúrbios mais graves, *ainda não foi determinado qual papel seria esse.*

O motivo pelo qual o cérebro escolhe as partes do corpo e os sintomas da forma como o faz é um assunto de grande interesse. Só é possível especular sobre esse processo dentro da categoria de TMS e seus equivalentes.

Edward Shorter, historiador da medicina, escreveu de forma persuasiva sobre este assunto e concluiu que as pessoas escolhem inconscientemente um distúrbio que está em voga e é considerado um *distúrbio físico legítimo* pela comunidade médica.[27] Pode-se chamar isso de "contágio social". Concordo com essa explicação em relação à escolha dos sintomas.

São exemplos consideráveis dois distúrbios responsáveis por uma alta proporção de incapacidade consequente da dor:

1. toda a gama de síndromes de dor lombar, cervical, no ombro e nos membros (TMS);
2. as síndromes das lesões por esforço repetitivo (LER) — que também fazem parte da TMS.

Esses dois grupos afetam um número imenso de pessoas, *mas nunca são diagnosticados como psicossomáticos.* Os pacientes preferem um diagnóstico estrutural, e não psicológico, e os profissionais de diversas disciplinas estão prontos para satisfazê-los. O cenário é perfeito para uma epidemia.

Se um sintoma é tratado com sucesso, como a úlcera péptica pode ser, por meio do uso de agentes farmacológicos potentes, a psique simplesmente procura outro lugar. Esta é uma observação comum, e, na maioria dos casos, a localização alternativa permanece dentro da mesma categoria. Por exemplo, o local da dor pode passar do estômago para as costas, ou do pescoço para a cabeça. Novas localizações dentro da própria síndrome da TMS são frequentes: por exemplo, das costas para o pescoço, para o joelho ou o ombro.

Minha teoria é de que a escolha da categoria — isto é, TMS e seus equivalentes ou uma doença autoimune, uma das condições cardiovasculares graves ou câncer — pode ser em função da severidade e da intensidade do estado emocional. É possível que estados emocionais mais graves sejam mais profundamente reprimidos, e isso pode ser um fator na escolha da doença.

Por fim, tive muitos pacientes que passaram de manifestações psicossomáticas mais graves para manifestações mais leves: bulimia ou anorexia nervosa para dores nas costas, por exemplo. Minha interpretação é que eles tiveram uma melhora psicológica que não requer mais uma distração tão poderosa. Uma vez mais, posso afirmar que a intensidade do estado psicológico é um fator na escolha dos sintomas.

Alexander foi além de Freud ao sugerir que os sintomas vegetativos eram o resultado de processos conflituosos que, portanto, seriam passíveis de terapia analítica.

A teoria e a prática da TMS nos levam a concordar com Alexander e demonstram que tais sintomas são tratáveis. Elas indicam que o maior conflito ocorre entre o superego tirânico e despótico e o eu protestador e narcisista.

Heinz Kohut

Indo além de Freud e Alexander no âmbito conceitual e histórico, as teorias da psicogênese e da psicossomatose baseadas na experiência com a TMS também dependem, para sua estrutura, dos conceitos da psicologia do *self* de Heinz Kohut, notável analista que publicou artigos nas décadas de 1970 e 1980.[28]

Desde o início, ficou evidente que alguns traços de personalidade desempenham um papel importante na gênese dos distúrbios psicossomáticos; são as compulsões inspiradas no superego para ser perfeito e/ou bom. A questão é a seguinte: qual é a ligação entre esses traços e os sintomas físicos? A teoria da fúria narcísica de Kohut preencheu a lacuna.

Kohut originou o corpo da teoria agora conhecida como psicologia do *self*. A ideia fundamental para sua teoria é que há um processo de desenvolvimento na primeira infância em que a criança deriva respostas de sua mãe (que é conhecida como o *self*-objeto no jargão da psicologia do *self*) que são essenciais para seu crescimento e o desenvolvimento emocionais normais. Em circunstâncias ótimas, o *self* na criança gera experiências de ser admirada, apoiada, elogiada e valorizada, o chamado espelhamento do *self* grandioso. Experiências pacificadoras e tranquilizadoras que advêm de seu sentimento de ter se fundido com a poderosa imagem parental, em conjunto com sentimentos tranquilizadores de semelhança com a mãe, chamados de gemelaridade, contribuem ainda mais para o desenvolvimento de um *self* saudável.

Kohut sustentava que a psicopatologia era baseada em "defeitos na estrutura do *self*, em distorções do *self*, ou na fraqueza do *self*", e que tudo isso seria o resultado de um descompasso entre mãe e filho. A contribuição da mãe para o descompasso é óbvia se ela tem problemas psicológicos, mas isso também pode vir de imperativos culturais ou sociais. Concluindo: a contribuição do bebê é baseada em fatores genéticos.

A criança cujas necessidades psicológicas não são atendidas de forma adequada torna-se um adulto com problemas; entre eles estão os chamados transtornos de personalidade narcisista, caracterizados pela fúria narcísica.

Essa teoria representa um nítido afastamento do modelo clássico da psicopatologia ao sugerir que a fúria resulta de déficits pessoais. Portanto, de acordo com Kohut, a terapia deve ser projetada para curar as feridas narcísicas, por assim dizer, em vez de confrontar o paciente com o que está acontecendo no inconsciente; para curar em vez de revelar o conflito.

Como isso se desenrola no adulto e, em particular, como se relaciona com a TMS?

Kohut teorizou que há uma linha de desenvolvimento separada para o narcisismo, que, se nutrida de forma adequada durante a primeira infância e as fases subsequentes da vida, leva a um *self* adulto que é um narcisista normal, maduro, coeso e saudável. O estado patológico existe quando o *self* deficiente se fere com facilidade e, portanto, está em estado de fúria perpétua. A teoria da psicologia do *self* afirma que a fúria é um "produto de desintegração" após a lesão narcísica e que os sintomas são uma expressão física da fúria.

A teoria da TMS vê a fúria como uma reação normal da criança residual de cada um de nós à lesão narcísica. No âmbito intelectual, temos um forte impulso de encontrar uma desculpa lógica para a fúria, pois temos dificuldade para reconhecer uma reação tão primitiva e excessiva ao ferimento. Devemos aceitar a fúria como normal para a criança residual que há em nós.

A teoria da TMS precisava do conceito de fúria narcísica para explicar completamente os distúrbios mente-corpo. No entanto, o modelo de TMS da psicossomatose vai além, sugerindo que o narcisismo e a fúria narcísica são universais. Isto está baseado na observação de que os sintomas psicossomáticos são universais entre pessoas normais, de todas as idades e de ambos os sexos. Então, raciocinamos de trás para a frente, do soma para a psique. Se os sintomas psicossomáticos existem com o propósito de desviar a atenção da fúria inconsciente, e todos têm sintomas psicossomáticos, então todos devem ter alguma fúria inconsciente. Acreditamos que isso seja verdade e sugerimos que a falta de conhecimento quanto a este fato básico ajuda a explicar a epidemia de dor e de muitos outros distúrbios na sociedade ocidental.

Stanley Coen
Estou em dívida para com Stanley Coen, psicanalista da Columbia University, por sua sugestão de que os sintomas da TMS não são equivalentes da ansiedade, mas manifestações de um processo de evitação. Essa teoria teve importância fundamental na conceituação da TMS, pois, de uma só vez, identificou, por um lado, a finalidade da sintomatologia física e, por outro, a razão pela qual os pacientes eram "curados" pela terapia cognitivo-analítica. Os sintomas físicos distraíam os pacientes, desviando sua atenção do psíquico para o físico, ajudando o processo de repressão em sua importante tarefa de impedir a exteriorização da temida fúria. Meu programa estava desmascarando esta operação secreta, tornando-a nula e sem efeito. Tendo percepção da existência da fúria inconsciente, os pacientes não precisam mais de uma distração, o que nos leva à pergunta que abre a próxima seção.

É possível que o inconsciente se torne consciente?
Esta é uma questão relativamente importante; tem a ver com a fisiologia dos distúrbios psicossomáticos e também com questões de estratégia terapêutica.

GRAEME TAYLOR

Em seu livro *Psychosomatic Medicine and Contemporary Psychoanalysis*, o psicanalista canadense Graeme Taylor diz: "Há indicações clínicas, ainda, de que os sonhos não são criados apenas pela mente inconsciente. Se o fossem, então, à medida que a psicanálise ou a psicoterapia psicanalítica *tornassem o inconsciente consciente* [grifo meu], seria de se esperar uma redução no número de sonhos. Mas o *insight* não resulta em menos sonhos".[29]

Há aqui um equívoco importante. O *insight* não torna o inconsciente consciente; apenas torna a pessoa ciente da existência de emoções reprimidas. Em muitos anos diagnosticando e tratando um distúrbio psicossomático induzido pela fúria reprimida, sei de apenas uma pessoa cujos sentimentos invadiram a consciência (ver páginas 11-14), e os psicoterapeutas que trabalham comigo relatam que veem esse processo apenas ocasionalmente. Mas isso não significa que deixamos de gerar e reprimir sentimentos. Sentimentos poderosos, mas assustadores, repetem-se constantemente e continuam a se acumular e a ser reprimidos.

É claro que o *insight* não resulta em menos sonhos, porque o *insight* não torna consciente o inconsciente. O processo de repressão é eficiente ao extremo, razão pela qual os sintomas emocionais e psicossomáticos são universais. Eles representam o triunfo da repressão.

Isso não significa que as emoções reprimidas não estejam tentando chegar à consciência. É algo que está no cerne do processo psicossomático. Esse impulso rumo à consciência, a ameaça de que aquilo que está reprimido vai se tornar evidente, sentido e expresso de forma consciente, cria a necessidade de uma distração, daí um sintoma físico ou emocional.

Lear descreveu esse impulso como "um anseio por expressão" ou uma "unificação de pensamento e sentimento".[30] Ele o faz no contexto de saber se o que Freud e Breuer chamaram de catarse era de fato isso, ou se seria a tentativa de unificar pensamento e sentimento, que Lear considerava muito diferentes em termos psicodinâmicos. Ele conta que não foi a descarga de sentimentos, mas o reconhecimento deles que efetuou a cura. É precisamente isso que observamos na maioria dos pacientes com TMS tratados com sucesso.

Para a maioria dos pacientes com TMS, basta a conscientização de que seus sintomas são induzidos no âmbito psicológico e uma relação dos principais fatores psicológicos que atuam para que seus sintomas sejam interrompidos. Eles não têm uma "experiência catártica" — eles adquirem conhecimento. Como já foi mencionado, a experiência consciente de sentimentos fortemente reprimidos é relativamente rara. A psicoterapia analítica de longa duração pode levar os pacientes a experimentar emoções antes reprimidas, mas pode haver vários níveis de defesa para evitar que isso aconteça.

Neurobiologia, psicobiologia e desregulação

Não pretendo criar aqui uma discussão aprofundada sobre teorias alternativas da psicossomatose. No entanto, é desejável abordar uma delas, pois tem a ver com a validade da teoria da TMS.

Taylor expressa a base teórica para a TMS de forma sucinta: "O modelo psicossomático tradicional de doença é aquele em que eventos ambientais estressantes e/ou conflitos intrapsíquicos evocam certos estados mentais que levam a uma fisiologia alterada e, por fim, a alterações patológicas na função e na estrutura corporal. Esse modelo linear pressupõe que as respostas psicológicas e fisiológicas às experiências de vida têm uma relação causal e envolvem os mesmos processos neurais.".[31] Ele então passa a rejeitar esse modelo em favor de um novo.

A TMS segue o modelo linear. Não requer um modelo novo. Nosso sucesso terapêutico consistente, baseado sobretudo na consciência e, possivelmente, em algum grau de preocupação empática, tem um paralelo com o sucesso de Freud com seus pacientes histéricos. Não vemos necessidade de criar teorias alternativas.

O cerne do novo modelo parece ser a ideia de que fenômenos psicossociais e estímulos externos podem alterar o corpo de forma direta e não precisam fazê-lo exclusivamente por meio de seu impacto na mente. A partir dessa ideia básica, a hipótese de uma estrutura elaborada foi proposta, usando conceitos de teoria geral de sistemas, *biofeedback*, autorregulação e desregulação para explicar o que acontece na saúde e na doença.

Taylor cita como exemplo[32] um estudo que relatou que a longevidade de homens sobreviventes a infarto do miocárdio foi significativamente maior naqueles que desfrutavam de boas relações sociais do que em seus pares socialmente isolados.

Não se vê, no entanto, de que forma isso sustenta o novo modelo. Com certeza, o modelo antigo ainda não elaborou todos os detalhes de como as experiências de vida positivas ou negativas afetam o funcionamento do corpo, mas o novo também não o fez. A experiência da TMS fornece uma descrição clara da maneira como ocorre uma categoria de distúrbios psicossomáticos e não requer os conceitos de desregulação psicobiológica para explicá-la.

As novas teorias sugerem que processos duais estão em ação; que fenômenos de base psicológica podem trabalhar na mente e no corpo de forma simultânea ou, de modo inverso, pessoas que foram oprimidas no âmbito psicológico durante a infância podem ter certos distúrbios psíquicos quando forem adultas, mas também podem ser "desequilibradas" no âmbito físico. É assim que tais teorias levam a concluir que as manifestações psicossomáticas são o resultado de um efeito direto em órgãos-alvo, em vez de passarem pelo cérebro.

Se fosse assim, não haveria como explicar os resultados terapêuticos da terapia com TMS, pois o desaparecimento dos sintomas é mediado diretamente pelo cérebro. A pessoa toma ciência do processo e a dor cessa.

A história de uma paciente de Taylor foi muito instrutiva. Era uma mulher divorciada de 42 anos que apresentava diversos sintomas psicossomáticos. Ela precisava se manter sozinha, estava enredada em uma relação desgastante com a mãe idosa e tinha poucos apoios sociais. Taylor deu início ao tratamento comportamental, mas disse que os sintomas originais estavam relacionados à situação da paciente com a mãe. Ele se descreveu como um *self*-objeto que desempenhava uma função reguladora. Quando ele tentou encerrar o tratamento terapêutico, a paciente desenvolveu paralisia de Bell.

Minha interpretação deste caso é que a paciente ficou enfurecida com o aprisionamento pela mãe e com a falta de um companheiro e de apoio social. Taylor deve ser um médico generoso, e ele acalmou a fúria dela referente a seus problemas sociais e pessoais ao concordar em tratá-la. Ele escolheu técnicas de relaxamento muscular, mas forneceu informações ao dizer que seus sintomas estavam relacionados a conflitos internos decorrentes do relacionamento com a mãe. Pode não ter feito diferença o método terapêutico que ele escolheu, pois esse médico compreensivo estava cuidando dela, acalmando sua fúria, possivelmente fornecendo-lhe todos os apoios empáticos de Kohut — portanto, os sintomas originais dela diminuíram.

Então, ele a abandonou! Esse foi o golpe máximo. Depois disso, a fúria dela aumentou para um nível "perigoso", ou seja, a ponto de ameaçar escapar da repressão e se tornar consciente. Acima de tudo (seu inconsciente diz a ela), seria imperdoável ficar enfurecida com esse bom médico que a ajudara. Então a psique fez o que precisava para distraí-la — criou uma mononeuropatia do sétimo nervo craniano direito, quase certamente por meio do mecanismo psicossomático que caracteriza a TMS, ou seja, isquemia local mediada pelo sistema nervoso autônomo. A paralisia de Bell é uma das mononeuropatias que incluo na lista de possíveis manifestações neurais da TMS.

O caso de Taylor é um excelente exemplo de como a TMS funciona. Também sugere que não há necessidade de falar de uma "função reguladora", embora se deva manter a designação de *self*-objeto de Kohut. Ele não a estava regulando; estava informando-a e cuidando dela.

Para resumir os eventos psicodinâmicos no caso de Taylor, uma concatenação de traços de personalidade e circunstâncias de vida gerou fúria narcísica suficiente para demandar a produção de sintomas físicos, aqueles que a paciente tinha quando consultou Taylor pela primeira vez. Taylor a tratou, os sintomas diminuíram e, então, ele a abandonou.

O caso confirma o valor terapêutico de ajudar os pacientes a identificar as fontes de fúria, um princípio fundamental no tratamento da TMS. Taylor informou à paciente que o "conflito" na relação com a mãe era responsável por seus sintomas (todos, aliás, clássicos da TMS). Ele também administrou uma dose generosa de empatia de Kohut, que neste caso pode ter sido o ingrediente terapêutico mais importante. Em minha experiência clínica, o *insight* parece ser primordial, o que é particularmente bem ilustrado em pacientes que foram "curados" pela leitura de algum dos meus livros.

Ao que parece, a necessidade de criar um novo modelo de doença psicossomática, como sugerido por Taylor, reflete, por um lado, o fracasso da medicina contemporânea em explicar e tratar com sucesso os distúrbios psicossomáticos, e, por outro, uma compulsão por integrar as alas do "científico". Quando começou a cair em desuso entre os psiquiatras, a psicanálise deixou de ser aceitável como base teórica para a psicossomatose; portanto, uma nova teoria se fez necessária. E, claro, teria de ser uma teoria que fosse aceitável para a "ciência rígida"; daí derivam os conceitos de "defeitos psíquicos estruturais", ou os defeitos neuroanatômicos postulados para descrever pessoas que são diagnosticadas com alexitimia.

Tal termo tem sido aplicado a pacientes que não expressam verbalmente seus sentimentos e que não parecem sequer reconhecê-los. Nemiah, um estudioso de medicina psicossomática, propôs ser este um distúrbio isolado e distinto que, como já mencionado, pode estar relacionado a distúrbios cerebrais estruturais.[33]

Concordo com McDougall quando ele afirma que o comportamento observado nos pacientes alexitímicos representa uma defesa contra sentimentos assustadores.[34] Esse comportamento é frequentemente observado em pacientes com TMS que são encaminhados para psicoterapia. Todos apresentam sintomas de dor física, de modo que são classicamente psicossomáticos e não estão cientes, como sugeriu McDougall, de que seus problemas têm origem psíquica. Isso indica uma imensa negação por parte do paciente, um estado que não justifica a criação de outro diagnóstico psicológico. Lesser e Lesser alertaram para não se atribuir a ocorrência material a um conceito teórico como a alexitimia.[35]

Não podemos deixar de refletir que conceitos psicossomáticos puros e "lineares" nunca tiveram a chance de ser desenvolvidos. Alexander deu início ao processo, mas ninguém deu continuidade ao seu trabalho.

Trabalhando sob o complexo de inferioridade mencionado anteriormente, e por necessitarem prestar conta de seus pontos de vista com bases empíricas e não laboratoriais, muitos psicanalistas foram rápidos em aceitar teorias que soam mais "científicas". A teoria da psicossomatose apresentada neste livro não exige conceitos derivados da cibernética para explicar seus fundamentos diagnósticos ou terapêuticos. Além disso, foi testada com sucesso; portanto, deve ser precisa.

O reino das emoções e da sintomatologia induzida por emoções permanece envolto em mistério, e é provável que assim permaneça até que saibamos como o cérebro funciona em um nível muito básico. Nem física, nem química ou cibernética irão desvendar esse mistério. A solução talvez exija uma nova epistemologia. Até lá, precisaremos nos contentar em fazer observações cuidadosas e ter a integridade científica de agir com base nelas de forma responsável.

Notas

1. S. Freud, *Complete Psychological Works*. London: Hogarth Press, 1953-1961, XX: 87-174.

2. Ibid., VII: 7-63.

3. S. J. Coen, *Between Author and Reader*. New York: Columbia University Press, 1994.

4. B. Bettelheim, "Freud and the Soul", em *The New Yorker*, 1 mar. 1982.

5. C. B. Pert, *Molecules of Emotion*. New York: Scribner's, 1997; S. Reichlin, "Neuroendocrine-immune interactions", em *New England Journal of Medicine*, v. 329, p. 1246-1253, 1993.

6. S. Freud, *Works*, VII: 47.

7. Ibid., VII: 43.

8. W. E. Fordyce, *Behavioral Methods for Chronic Pain and Illness*. Saint Louis: C. V. Mosby, 1976.

9. A. H. Wheeler, "Evolutionary Mechanisms in Chronic Low Back Pain and Rationale for Treatment", em *American Journal of Pain Management* v. 5, p. 62-66, 1995.

10. S. Freud *Works*, V: 569.

11. Ibid., V: 619.

12. Ibid., XIX: 48-59.

13. Ibid.

14. H. Kohut, *The Analysis of the Self*. New York: International *Universities* Press, 1971.

15. S. Freud, *Works* XVIII: 20.

16. Ibid., XVIII: 21.

17. Ibid., V: 581-582.

18. Ibid., XIX: 48-59.

19. Ibid., X.

20. C. B. Pert, *Molecules of Emotion*; S. Reichlin, "Neuroendocrine-immune Interactions".

21. J. Lear, *Love and Its Place in Nature*: A Philosophical Interpretation of Freudian Psychoanalysis. New York: Farrar, Strauss and Giroux, 1990, p. 39.

22. C. B. Pert, Molecules of Emotion.

23. G. N. McNeil; L. H. Leighton; A. M. Elkins. "Possible Psychogenic Fever of 103 F in a Patient with Borderline Personality Disorder", em *American Journal of Psychiatry* v. 141, p. 896-897, 1984.

24. J. Frosch, *Psychodynamic Psychiatry*. Madison/Connecticut: International Universities Press, 1990.

25. F. Alexander, *Psychosomatic Medicine*, New York: W. W. Norton, 1950; F. Alexander, T. M. French; G. H. Pollock, *Psychosomatic Specificity*, University of Chicago Press, 1968.

26. Z. J. Lipowski, "Somatization: The Concept and Its Clinical Application", em *American Journal of Psychiatry* v. 145, p. 1358-1368, 1988; M. F. Reiser, *Mind, Brain, Body*, New York: Basic Books, 1984; E. L. Rossi, *The Psychobiology of Mind-Body Healing*, New York: W. W. Norton, 1986.

27. E. Shorter. *From Paralysis to Fatigue*: a History of Psychosomatic Illness in the Modern Era. New York: The Free Press, 1992.

28. Kohut, *Analysis of the Self*, H. Kohut e E. Wolf, "The Disorders of the Self and Their Treatment", em *International Journal of Psychoanalysis* v. 59, p. 413-425, 1978.

29. G. J. Taylor, *Psychosomatic Medicine and Contemporary Psychoanalysis*. Madison, Connecticut: International Universities Press, 1987, p. 203.

30. Lear, Love and Its Place.

31. Taylor, Psychosomatic Medicine, p. 279.

32. Ibid, 287.

33. J. C. Nemiah, "Alexithymia: Theoretical Considerations", em *Psychotherapy and Psychosomatics*, v. 28, p. 199-206, 1977.

34. J. McDougall. *Theaters of the Body*. New York: W. W. Norton, 1989.

35. I. M. Lesser; B. Z. Lesser. "Alexithymia: Examining the Development of a Psychological Concept", em *American Journal of Psychiatry*, v. 140, p. 1305-1308, 1983.

BIBLIOGRAFIA

Abbey, S. E.; Garfinkel, P. E. Neurasthenia and Chronic Fatigue Syndrome: the Role of Culture in the Making of a Diagnosis. *American Journal of Psychiatry*, v. 148, n. 12, p. 1638-1641, 1991.

Alexander, F. *Psychosomatic Medicine*. New York: W. W. Norton, 1950.

Alexander, F.; French, T. M.; Pollock, G. H. *Psychosomatic Specificity*. Chicago: University of Chicago Press, 1968.

APA. *Diagnostic and Statistical Manual of Mental Disorders*, 4. ed. Washington, DC: American Psychiatric Association, 1994.

Beecher, H. K. Pain in Men Wounded in Battle. *Annals of Surgery*, v. 123. p. 96-105, 1946.

Bengtsson, A.; Bengtsson, M. Regional Sympathetic Blockade in Primary Fibromyalgia. *Pain*, v. 33, p. 161-167, 1988.

Benson, H. *Timeless Healing*. New York: Scribner, 1996.

Bettelheim, B. Freud and the Soul. *The New Yorker*, 1 mar. 1982.

Bigos S. J., *et al.* A Prospective Study of Work Perceptions and Psychosocial Factors Affecting the Report of Back Injury. *Spine*, 16, p. 1-6, 1991.

Blumer, D.; Heilbronn, M. Chronic Pain as a Variant of Depressive Illness. *Journal of Nervous and Mental Disease*, 170, p. 381-406, 1982.

Bowen, C. D. *The Most Dangerous Man in America*. Boston: Little, Brown, 1974.

Bozzao, A. *et al.* Lumbar Disk Herniation: MR Imaging Assessment of Natural History in Patients Treated without Surgery. *Radiology*, v. 185, p. 135-141, 1992.

Cannito, M. P. Emotional Considerations in Spasmodic Dysphonia: Psychometric Quantification. *Journal of Communicative Disorders*, v. 24, p. 313-329, 1991.

Chopra, D. *Quantum Healing*. New York: Bantam Books, 1989.

Coen, S. J. *Between Author and Reader*. New York: Columbia University Press, 1994.

Cousins, N. *Anatomy of an Illness*. New York: W. W. Norton, 1979.

Deyo, R. A. Fads in the Treatment of Low Back Pain. *New England Journal of Medicine*, v. 325, p. 1039-1040, 1991.

Deyo, R. A. Practice Variations, Treatment Fads, Rising Disability. *Spine*, v. 18, p. 2153-2162, 1993.

Deyo, R. A.; Loeser, J. D.; Bigos, S. T. Herniated Lumbar Intervertebral Disk. *Annals of Internal Medicine*, v. 112, p. 598-603, 1990.

Duffy, J. R. *Motor Speech Disorders*. Saint Louis: Mosby Year Book, 1995.

Edelman, G. M. *Bright Air, Brilliant Fire*. New York: Basic Books, 1992.

Editorial não assinado. Autonomic Function in Mitral Valve Prolapse. *Lancet*, p. 773-774, 3 out. 1987.

Eisenberg, D. M. *et al*. Unconventional Medicine in the United States. *New England Journal of Medicine*, v. 328, p. 246-252, 1993.

Epstein, A. *Mind, Fantasy and Healing*. New York: Delacorte Press, 1994.

Esterling, B. A., *et al*. Emotional Disclosure through Writing or Speaking Modulates Latent Epstein-Barr Virus Antibody Titers. *Journal of Consulting and Clinical Psychology*, v. 62, p. 130-140, 1994.

Fassbender, H. G. *Pathology of Rheumatic Diseases*. New York: Springer, 1985.

Fassbender, H. G.; Wegner, K. Morphologie und Pathogenese des Weichteil-rheumatismus. *Z. Rheumaforsch*, v. 32, p. 355-360, 1973.

Fernandez, E.; Turk, D. C. The Scope and Significance of Anger in the Experience of Chronic Pain.. *Pain*, v. 61, p. 165-175, 1995.

Flor, H., Turk, D. C., Birbaumer, N. Assessment of Stress Related Psycho-physiological Reactions in Chronic Back Pain Patients. *Journal of Consulting and Clinical Psychology*, v. 53, p. 354-364, 1985.

Fordyce, W. E. *Behavioral Methods for Chronic Pain and Illness*. Saint Louis: C. V. Mosby, 1976.

Fox, A. J. *et al*. Myelographic Cervical Nerve Root Deformities. *Radiology*, v. 116, p. 355-361, 1975.

Freud, Sigmund. *The Complete Psychological Works of Sigmund Freud.* Edição padrão. 24 v. Londres: Hogarth Press, 1953-1961.

Frieman, B. G.; Albert, T. J.; Fenlin, J. M. Rotator Cuff Disease: a Review of Diagnosis, Pathophysiology, and Current Trends in Treatment. *Archives of Physical Medicine and Rehabilitation*, v. 75, p. 604-609, 1994.

Friedman, M.; Rosenman, R. *Type a Behavior and Your Heart.* New York: Knopf, 1984.

Frosch, J. *Psychodynamic Psychiatry.* Madison/Connecticut: International Universities Press, 1990.

Gay, P. *Freud: A Life for Our Time.* New York: W. W. Norton, 1988.

Gaylin, W. *The Rage Within.* New York: Simon & Schuster, 1984.

Goldenberg, D. L. Fibromyalgia, Chronic Fatigue Syndrome, and Myofascial Pain Syndrome. *Current Opinion in Rheumatology*, v. 5, p. 199-208, 1993.

Gore, R. D., Sepic, M. S.; Gardner, G. M. Roentgenographic Findings of the Cervical Spine in Asymptomatic People. *Spine*, v. 11, p. 521-524, 1986.

Gould, S. J. This View of Life. *Natural History*, jun. 1986.

_____. This View of Life. *Natural History*, jan. 1991.

Grady, D. In One Country, Chronic Whiplash is Uncompensated (and Unknown). *The New York Times*, 7 maio 1996 (seção C3).

Haldane, J. B. S. *Possible Worlds and Other Essays.* Londres: Chatto & Windus, 1927.

Heilbroner, I. Repetitive Stress Injury. *Working Woman*, p. 61-65, fev. 1993.

Henriksson, K. G.; Bengtsson, A. Fibromyalgia: a Clinical Entity? *Canadian Journal of Physiological Pharmacology*, v. 69, p. 672-677, 1991.

Holmes, T. H.; Rahe, R. H. The Social Readjustment Rating Scale. *Journal of Psychosomatic Research*, v. 11, p. 213-218, 1967.

Jensen, M. C. *et al.* Magnetic Resonance Imaging of the Lumbar Spine in People without Back Pain. *New England Journal of Medicine*, v. 331, p. 69-73, 1994.

Klein, L. M. et al. Degranulation of Human Mast Cells Induces an Endothelial Antigen Central to Leukocyte Adhesion. *Proceedings of the National Academy of Sciences*, v. 86, p. 8972-8976, 1989.

Kohut, H. *The Analysis of the Self.* New York: International Universities Press, 1971.

Kohut, H.; Wolf, E. The Disorders of the Self and Their Treatment. *International Journal of Psychoanalysis*, v. 59, p. 413-425, 1978.

Lalli, A. F. Urographic Contrast Media Reactions and Anxiety. *Radiology*, v. 112, p. 267-271, 1974.

Larsson, S. E. et al. Chronic Pain after Soft Tissue Injury of the Cervical Spine: Trapezius Muscle Blood Flow and Electromyography at Static Loads and Fatigue. *Pain*, v. 57, p. 173-180, 1994.

Lear, J. *Love and Its Place in Nature:* a Philosophical Interpretation of Freudian Psychoanalysis. New York: Farrar, Strauss and Giroux, 1990.

LeShan, L. *You Can Fight for Your Life.* New York: Evans, 1977.

Lesser, I. M.; Lesser, B. Z. Alexithymia: Examining the Development of a Psychological Concept. *American Journal of Psychiatry*, v. 140, p. 1305-1308, 1983.

Lipowski, Z. J. Somatization: the Concept and Its Clinical Application. *American Journal of Psychiatry*, v. 145, p. 1358-1368, 1988.

Locke, S.; Colligan, D. *The Healer Within.* New York: E. P. Dutton, 1986.

Ludlow, C. L.; Connor, N. P. Dynamic Aspects of Phonatory Control in Spasmodic Dysphonia. *Journal of Speech and Hearing Research*, v. 30, p. 197-206, 1987.

Lund, N.; Bengtsson, A.; Thorborg, P. Muscle Tissue Oxygen Pressure in Primary Fibromyalgia. *Scandinavian Journal of Rheumatology*, v. 15, p. 165-173, 1986.

Magora, A.; Schwartz, A. Relation between the Low Back Pain Syndrome and X-ray Findings 1. Degenerative Osteoarthritis. *Scandinavian Journal of Rehabilitation Medicine*, v. 8, p. 115-125, 1976.

_____. Relation between Low Back Pain Syndrome and X-ray Findings 2. Transitional Vertebra (Mainly Sacralization). *Scandinavian Journal of Rehabilitation Medicine*, v. 10, p. 135-145, 1978.

_____. Relation between the Low Back Pain Syndrome and X-ray Findings 3. Spina Bifida Occulta. *Scandinavian Journal of Rehabilitation Medicine*, v. 12, p. 9-15, 1980.

Malmivaara, A. et al. The Treatment of Acute Low Back Pain — Bed Rest, Exercise or Ordinary Activity? *New England Journal of Medicine*, v. 332, p. 351-355, 1995.

Mann, S. J. Severe Paroxysmal Hypertension: an Automatic Syndrome and Its Relationship to Repressed Emotions. *Psychosomatics*, v. 37, p. 444-450, 1996.

Mann, S. J. Stress and Hypertension — the Role of Unintegrated Emotions: Revival of a Hypothesis. *Integrative Psychiatry*, v. 8, p. 191-197, 1992.

Mann, S. J.; Delon, M. Improved Hypertension Control after Disclosure of Decades-old Trauma. *Psychosomatic Medicine*, v. 57, p. 501-505, 1995.

McCain, G. A. Fibromyalgia and Myofascial Pain Syndromes. In: Wall, P. D.; Melzack, R. *Textbook of Pain*, 3. ed. Edinburgh/New York: Churchill Livingstone, 1994.

McDougall, J. *Theaters of the Body*. New York: Norton, 1989.

McNeil, G. N.; Leighton, L. H.; Elkins, A. M. Possible Psychogenic Fever of 103°F in a Patient with Borderline Personality Disorder. *American Journal of Psychiatry*, v. 141, p. 896-897, 1984.

McRae, D. L. Asymptomatic Intervertebral Disc Protrusions. *Acta Radiologica*, v. 46, p. 9-27, 1965.

Miller, H. C. Stress Prostatitis. *Urology*, v. 32, p. 507-510, 1988.

Mixter, W. J.; Barr, J. S. Rupture of the Intervertebral Disc with Involvement of the Spinal Cord. *New England Journal of Medicine*, v. 211, p. 210-214, 1934.

Mountz, J. M. et al. Fibromyalgia in Women. *Arthritis & Rheumatism*, v. 38, p. 926-938, 1995.

Nachemson, A. L. The Lumbar Spine: an Orthopedic Challenge. *Spine*, v. 1, p. 59-71, 1976.

Nemiah, J. C. Alexithymia: Theoretical Considerations. *Psychotherapy and Psychosomatics*, v. 28, p. 199-206, 1977.

Ornish, D. et al. Can Lifestyle Changes Reverse Coronary Heart Disease? *Lancet*, v. 336, p. 129-133, 1990.

Pellegrino, M. J., et al. Prevalence of Mitral Valve Prolapse in Primary Fibromyalgia: a Pilot Investigation. *Archives of Physical Medicine and Rehabilitation*, v. 70, p. 541-543, 1989.

Pelletier, K. R. *Mind as Healer, Mind as Slayer.* New York: Dell, 1977.

Pennebaker, J. W.; Kiecolt-Glaser, J.; Glaser, R. Disclosure of Traumas and Immune Function: Health Implications for Psychotherapy. *Journal of Consulting and Clinical Psychology*, v. 56, p. 239-245, 1988.

Pert, C. B. *Molecules of Emotion.* New York: Scribner, 1997.

Quint, M. Bane of Insurers: New Ailments. *The New York Times*, 28 nov. 1994 (seção D1).

Reichlin, S. Neurocendocrine-immune Interactions. *New England Journal of Medicine*, v. 329, p. 1.246-1.253, 1993.

Reiser, M. F. *Mind, Brain, Body.* New York: Basic Books, 1984.

Rosomoff, H. L. *Do Herniated Discs Produce Pain? Advances in Pain Research and Therapy* (vol. 9), H. L. Fields et al (org.). New York: Raven Press, 1985.

Rosomoff, H. L.; Rosomoff, R. S. Nonsurgical Aggressive Treatment of Lumbar Spinal Stenosis. *Spine*, v. 1, p. 383-400, 1987.

Rossi, E. L. *The Psychobiology of Mind-Body Healing.* New York: Norton, 1986.

Saal, J. S.; Saal, J. A.; Yurth, E. F. Nonoperative Management of Herniated Cervical Intervertebral Disc with Radiculopathy. *Spine*, v. 21, p. 1877-1883, 1996.

Sarno, J. E. Chronic Back Pain and Psychic Conflict. *Scandinavian Journal of Rehabilitation Medicine*, v. 8, p. 143-153, 1976.

_____. Etiology of Neck and Back Pain: an Autonomic Myoneuralgia? *Journal of Nervous and Mental Disease*, v. 69, p. 55-59, 1981.

_____. *Healing Back Pain.* New York: Warner Books, 1991. [No Brasil, *Dor nas costas:* conexão mente-corpo. São Paulo: Edipro, 2019].

_____. *Mind Over Back Pain.* New York: William Morrow, 1984.

_____. Psychogenic Backache: the Missing Dimension. *Journal of Family Practice*, v. 1, p. 8-12, 1974.

_____. Psychosomatic Back Pain Alias Lumbar Herniated Disc Pain. Manuscrito não publicado.

_____. Psychosomatic Backache. *Journal of Family Practice*, v. 5, p. 353-357, 1974.

_____. Therapeutic Exercise for Back Pain. In: J. V. Basmajian (org.) *Therapeutic Exercise*, 4. ed. Baltimore: Williams and Wilkins, 1984.

Schnall, P. L. et al. The Relationship between Job Strain, Workplace Diastolic Blood Pressure, and Left Ventricular Mass. *Journal of the American Medical Association*, v. 263, p. 1929-1935, 1990.

Schrader, H. et al. Natural Evolution of Late Whiplash Syndrome Outside the Medicolegal Context. *Lancet*, v. 347, p. 1207-1211, 1996.

Schwaber, E. On the "Self" within the Matrix of Analytic Theory: Some Clinical Reflections and Reconsiderations. *International Journal of Psychoanalysis*, v. 60, p. 467-479, 1979.

Schwartz, J. M., et al. Systematic Change in Cerebral Glucose Metabolic Rate after Successful Behavior Modification Treatment of Obsessive-Compulsive Disorder. *Archives of General Psychiatry*, v. 53, p. 109-113, 1996.

Shorter, E. From Paralysis to Fatigue: A History of Psychosomatic Illness in the Modern Era. New York, Toronto: The Free Press, 1992.

Siegel, B. S. *Love, Medicine and Miracles*. New York: Harper & Row, 1986.

Simonton, O. C.; Matthews-Simonton, S.; Creighton, J. L. *Getting Well Again*. New York: Bantam Books, 1981.

Smedslund, J. How Shall the Concept of Anger be Defined? *Theoretical Psychology*, v. 3, p. 5-34, 1992.

Sorotzkin, B. The Quest for Perfection: Avoiding Guilt or Avoiding Shame? *Psychotherapy*, v. 22, p. 564-570, 1985.

Sunderland, S. *Nerve Injuries and Their Repair: a Critical Appraisal*. Edinburgh: Churchill Livingstone, 1991.

Swanson, D. W. Chronic Pain as a Third Pathologic Emotion. *American Journal of Psychiatry*, v. 141, p. 210-214, 1984.

Taylor, G. J. *Psychosomatic Medicine and Contemporary Psychoanalysis.* Madison/Connecticut: International Universities Press, 1987.

Thompson, J. M. Tension Myalgia as a Diagnosis at the Mayo Clinic and Its Relationship to Fibrositis, Fibromyalgia, and Myofascial Pain Syndrome. *Mayo Clinic Proceedings*, v. 65, p. 1237-1248, 1990.

Turner, J. A. et al. The Importance of Placebo Effects in Pain Treatment and Research. *Journal of the American Medical Association*, v. 271, p. 1609-1614, 1994.

Walters, A. Psychogenic Regional Pain Alias Hysterical Pain. *Brain*, v. 84, p. 1-18, 1961.

Weil, A. *Spontaneous Healing.* New York: Knopf, 1995.

Wheeler, A. H. Evolutionary Mechanisms in Chronic Low Back Pain and Rationale for Treatment. *American Journal of Pain Management*, v. 5, p. 62-66, 1995.

Wiesel, S. W. et al. A study of Computer-assisted Tomography 1. The Incidence of Positive CAT Scans in an Asymptomatic Group of Patients. *Spine*, v. 9, p. 549-551, 1984.

Wilberger, J. E., Jr.; Pang, D. Syndrome of the Incidental Herniated Lumbar Disc. *Journal of Neurosurgery*, v. 59, p. 137-141, 1983.

Witt, I.; Vestergaard, A.; Rosenklint, A. A Comparative Analysis of the Lumbar Spine in Patients with and without Lumbar Pain. *Spine*, v. 9, p. 298-300, 1984.

ÍNDICE REMISSIVO

"A dor crônica derruba muita gente, mas carece de causa clara", 124
Abuso emocional, 47, 123
Abuso sexual, 45, 47, 123, 187
Acne, 55, 131, 134
Acupunturistas, 17
Adulto (ego), 36
Agressão, 50-51
Além do princípio do prazer (Freud), 46, 190
Alergias, 11, 14, 21, 64, 130, 132
Alexander, dr. Franz, 13, 60, 96, 194-97, 204
Amígdala, 74
Anafilaxia, 132
Anatomy of an Illness (Cousins), 143
Anomalias congênitas da coluna vertebral, 96
Anomalias estruturais, 154, 155
    dor atribuída a, 15-16, 39, 83-84, 90, 111, 156
Ansiedade, 12, 50, 147, 191
    como equivalente da TMS, 55-56
Anticorpos e títulos de anticorpos, 125, 135
Artérias, endurecimento das, 144, 145, 146
Artrite reumatoide, 142-4
Asma, 55, 132
Associação Americana de Psiquiatria, 60
Ataque cardíaco, 22, 146
Ataques de pânico, 56
Atividade física, 160, 175
Azia, 18, 55, 127

Baixa autoestima, 48
Baker, Russell, 21, 23
Beecher, Henry, 66
Benson, Herbert, 59
Bigos, Stanley, 93, 104

Bom-mocismo, 37, 49, 172
    fúria inconsciente e, 38, 49-50, 53, 148, 155, 167
Braços, dor nos, *ver* Parte superior das costas, pescoço, ombros e braços, sintomas de
Bursite, 117, 178
Bush, Keith, 111

Campbell, Muriel, 170-71
Campobello, James, 163-64, 167, 173
Câncer, 128, 132, 147-50
Canelite, 119
Cannon, Walter B., 143
Centro Nacional de Estatísticas de Saúde, 73
Chopra, Deepak, 59
Ciática, 84, 106
"Ciência rígida", 61, 62, 74
"Ciência leve", 61
Cinesiologistas, 17
Cirurgia artroscópica, 117
Cirurgia, 17, 24, 90, 92-6, 102-3, 113, 115, 117, 164, 167-70, 178
Clínica Cleveland, 157
Coccidínia (coccigodínia, coccialgia), 120
Coen, dr. Stanley, 13, 25, 45, 199
Colégio Americano de Reumatologia, 96
Colite, 18, 21, 58, 128
Colligan, Douglas, 59, 147, 148
Cólon espástico, 18, 55, 128
Comportamento do tipo A, 50, 146
Condicionamento pavloviano, 84, 85, 154
Condromalácia, 116
Consulta inicial, 153-55
Conversão, 65, 69-70, 183-5, 193, 194
Cotovelo de tenista, 118
Cousins, Norman, 59, 143, 150, 181

Criança (id), 37
Culpa, 50-51

Dependência, 46-47, 51
Depósitos de cálcio no ombro, 117
Depressão, 50, 62, 63, 148
    como equivalente da TMSTMS,
       55, 56
Deyo, Richard, 93
Diarreia, 128
Disfonia espasmódica, 140
Distrofia simpático-reflexa, 67, 99
Distúrbios do sistema circulatório,
    129
Distúrbios físicos psicogênicos, 36,
    64-68, 141
    distúrbios mente-corpo, *ver*
       Distúrbios mente-corpo
       (psicossomáticos)
    neurofisiologia dos, 68-70
Distúrbios gastrointestinais, 11, 18, 68,
    126, 136
Distúrbios geniturinários, 12, 68, 136
Distúrbios histéricos, 65, 69, 183-84
Distúrbios mente-corpo
    (psicossomáticos): categorias de,
    67-68
        como reais, normais e universais,
          60, 64, 71, 73-74, 182
        conexão corpo e mente, 26-27,
          60, 182
        conotações de psicossomático, 19,
          59, 64
        equivalentes da TMS, *ver*
          Equivalentes da TMS
        livros populares sobre, 12, 59
        neurofisiologia de, 69-70
        pesquisas futuras, perguntas a
          serem respondidas por, 150
        possível envolvimento emocional,
          distúrbios com, 68, 142-50
        psicologia dos, 31-58
        Síndrome da miosite tensional, *ver*
          Síndrome da miosite tensional
          (TMS)
        status da medicina
          psicossomática, 59-64
        Tratamento de, *ver* Tratamento de
          distúrbios mente-corpo

Distúrbios regionais psicogênicos, 65,
    69, 184
Doença arterial coronariana, 12, 50,
    146, 150
Doença de Lyme, 124
Doenças autoimunes, 132, 142, 144-45,
    149
Doenças da pele, 14, 64, 68, 131
Dor crônica, 51, 66, 122-24
Dor de estômago, 73, 74,
Dor de garganta, 73
Dor facial, 107
Dor lombar e nas pernas, 79-104, 105
    cirurgia para, 82, 90, 93, 96,
       102-103
    diagnóstico e tratamento da
       TMSTMS, sucesso do, 94
    diagnósticos convencionais para,
       89-102
    exame físico para, 87-89
    natureza e localização da, 79-81
    nervos envolvidos, 81-84
    sensações de dormência e
       formigamento, 81
    tratamento convencional, 102-104
Dor nas costas, 13, 73
    dor lombar e nas pernas, *ver* Dor
       lombar e nas pernas
Dor nas costas: conexão mente-corpo
    (Sarno), 13, 164
Dor nas pernas e lombar e, *ver* Dor
    lombar e nas pernas
Dor no ombro, *ver* Parte superior das
    costas, pescoço, ombros e braços,
    sintomas de
Dor no pescoço, *ver* Parte superior das
    costas, pescoço, ombros e braços,
    sintomas de
Dores de cabeça, 11, 73
    enxaqueca, 18, 20, 55, 129-31
    tensão, 21, 22, 56, 129

Eczema, 18, 55, 131
Ego (adulto), 37
Emoções percebidas, 43, 50, 134, 176
Emoções: química cerebral e, 63
    distúrbios mente-corpo, *ver*
       Distúrbios mente-corpo
       (psicossomáticos)

distúrbios psicogênicos,
ver Distúrbios físicos
psicogênicos
fúria reprimida, *ver* Fúria
reprimida (inconsciente)
percebidas, 43, 50, 134
Enxaqueca, dores de cabeça 18-20, 55,
129-30, 159, 194
Epstein, Alice, 150
Equivalentes da TMS, 11, 55-58, 126-41,
182
aberrações em frequência e ritmo
cardíacos, 136-37
disfonia espasmódica, 140-41
distúrbios do sistema circulatório,
129-31
distúrbios do sistema
imunológico, 131-36
distúrbios gastrointestinais, 11,
18, 126-28
distúrbios geniturinários, 12, 55,
136
doenças da pele, 14, 64, 131
hipoglicemia, 137
síndrome da fadiga crônica,
138-39
tonturas, 137-38
zumbido, 55, 138
Escoliose, 94, 95
Espasmo esofágico, 127
Espondilolistese, 95
Espondilose, 89, 90
Estenose espinal, 90
Evitação, 25, 41, 44-45, 191, 199
Exame físico, 19, 87-89, 154

Fazendo uma lista das pressões de sua
vida, 159
Fenômeno de Raynaud, 129-30
Fibromialgia, 11, 17, 72-73, 96-99, 102,
122, 139, 147
Fibromiosite, *ver* Fibromialgia
Fibrosite, *ver* Fibromialgia
Fisiatras, 17
Fisioterapia/fisioterapeutas, 17, 25, 56,
99, 103, 113, 115, 167, 175
Fox, Allan, 111
Frequência e ritmo cardíacos, distúrbios
em, 136-37, 147

Freud, Sigmund e a psicologia
freudiana, 13, 36, 46, 58, 65-6, 69, 71,
183-95, 197, 200-1
Friedman, dr. Meyer, 146
From Paralysis to Fatigue (Shorter), 66
Fúria/raiva, 176-77
consciente, repressão da 43, 176
no inconsciente, *ver* Fúria
reprimida (inconsciente)
Fúria narcísica, 13, 38, 170, 187, 190,
197-9, 203
Fúria reprimida (inconsciente), 13, 41,
171, 176
distúrbios nos quais as emoções
podem desempenhar algum
papel e, 145, 146, 147, 148-49
emoções percebidas em
comparação com, 43
estudo de caso (Helen), 39-41,
45, 172
evidência clínica de efeitos da,
44
pressões da vida e, 31-36, 44,
51-53, 148-49, 155
relação fúria/tranquilidade, 54
fontes de, 38, 43, 47-53, 159
sintomas físicos, manifestados
como, *ver* Sintomas físicos de
distúrbios mente-corpo
tentando chegar à consciência, 41,
46, 155

Ganho secundário, 110, 124, 186
Gay, Peter, 46
Gaylin, dr. Willard, 43
George Washington University, 93
Gould, Stephen Jay, 61, 62
Gowers, Sir William, 96

"Há um país em que a lesão em
chicote crônica não é indenizada
(e é desconhecida)", 110
Healer Within, O (Locke), 147, 148
Hérnia de disco, 13, 91-94, 154
dor atribuída incorretamente a,
24-25, 81, 83-84, 91-92, 111,
156-57
na região cervical, 111

Hérnia de disco cervical, 111
Hérnia de hiato, 18, 55, 127
Herpes simples recorrente, 134
Hipertensão, 12, 144, 145, 194
Hipoglicemia, 137
Hipotálamo, 70, 74, 143, 193
História do paciente, 23, 155
Holmes, dr. Thomas, 52
Hospital de Nova York-Escola de
    Medicina de Cornell, 145
Hospital Hadassah, Jerusalém, 89
Hospital Memorial Hoag, 157
Hostilidade, 50, 146

Id (criança), 37
Impotência, 136, 138
Inconsciente, 32-33, 36-37, 133, 182
    características do, 37, 42, 45, 50
    fúria no, *ver* Fúria reprimida
        (inconsciente)
Infância, fúria gerada na, 38, 39-40, 43,
    47, 123, 149, 155
Infância: reações alérgicas na, 132
    fúria gerada na, 38, 39-40, 43, 47,
        123, 149
Infecções, 134, 135, 136
Infecções por leveduras, 70, 134
Instituto de Medicina de Reabilitação,
    Centro Médico da Universidade de
    Nova York, 122
Instituto de Psicanálise de Chicago
    (Chicago Psychoanalytic Institute),
    13, 194
Instituto Neurológico de Montreal, 111
Institutos Nacionais de Saúde, 60
Intensificação psicogênica dos
    sintomas, 65-66
Irregularidade intestinal, 55, 128

Jaffe, Dennis, 59
Jensen, Maureen, 93
Joelho, tendinite no, 116-17
Journal of Communication Disorders,
    140
Journal of Consulting and Clinical
    Psychology, 135
Journal of the American Medical
    Association, 144, 167

Kohut, dr. Heinz, 13, 37-38, 48, 170,
    197-98, 203

Lalli, dr., 132, 133
Lancet, 110, 147
Lear, dr. Jonathan, 46
Lesão do manguito rotador, 117, 118
Lesão em chicote, 109, 110
Lesão por esforço repetitivo (LER), 11,
    13, 67, 112
LeShan, Lawrence, 59, 147
Locke, dr. Steven, 59, 147-48
Loeser, dr. John, 93, 124

Magora, Alexander, 96
Mann, dr. Samuel J., 145
Manual Diagnóstico e Estatístico de
    Transtornos Mentais (DSM-IV), 60,
    71, 124, 138
Mayo Clinic 101
Mayo Clinic Proceedings, 101
McDougall, Joyce, 59
McRae, Donald, 111
Mecanismos de defesa, 13, 25, 45-47,
    191
Medical College of Wisconsin, 109
Medical World News, 132
Medicina alternativa, 103, 143, 180
Medicina convencional, 16-17
    rejeição da origem psicogênica
        da dor, 11, 60, 71, 128
    *ver também sintomas físicos
        específicos, por exemplo,* dor
        lombar e nas pernas
Médico, consultando seu, 14, 126,
    181
Meditação, 159
Medo, 57, 180
Menisco, lesões do, 116, 118
Mente consciente, 32, 36-38, 133
    características da, 41-43, 182
    falando com seu cérebro, 158
Mialgia tensional, 67, 96, 101
Micção frequente, 18, 136
Miofascite, *ver* Fibromialgia
Músculos isquiotibiais, estiramento
    dos, 120
Músicos, 114

Nachemson, dr. Alf, 92
Narcisismo, 38
Natural History, 61
Necessidades básicas, 53
"Nervo comprimido", 108
Nervos cranianos, 106-7
Neuralgia do trigêmeo, 107
Neurocirurgiões, 17
Neurologistas, 17
Neuropeptídeos, 74-75
New England Journal of Medicine, 93, 132, 143, 157
New York Times, 21, 109
New York University, Centro Médico da, 111
Nocebo, efeito, 169

Ombro, tendinite no, 117-18
Ornish, Dean, 146
Ortopedistas, 17
Osteoartrite degenerativa, 89
Osteoartrite, 89, 108-109
Osteopatas, 17
Oxigênio, sintomas causados pela privação, 20, 73, 82, 84, 98, 99, 108, 155, 179

Pai (superego), 36
Paralisia de Bell, 106, 108
Parte superior das costas, ver Parte superior das costas, pescoço, ombros e braços, sintomas de
Parte superior das costas, pescoço, ombros e braços, sintomas de, 105-115
    diagnósticos convencionais para, 108-14
    envolvimento do nervo cervical, 106
    tratamento convencional para, 115
Patologia do disco intervertebral, 91-94
    hérnia de disco, ver Hérnia de disco
Pé, tendinite no, 119
Pelletier, Kenneth, 147
Perfeccionismo, 37, 49, 172
    fúria inconsciente e, 39, 54, 149, 155, 167

Pert, dr. Candace, 60, 74, 75, 193
Piloro, espasmo do, 128
Placebo, efeito, 25, 143, 167, 168, 180, 181
Plexo braquial, 106
Poliomielite, 101
Pressão arterial alta, 12, 144-45, 194
Prisão de ventre, 55, 128-129
Processo de envelhecimento, 54
    coluna e, 89, 90, 93
    lesões do manguito rotador e, 118
Programação, 84-87, 160
Prolapso da válvula mitral, 147
Prostatite, 134, 136
Psicanalistas, 13, 58, 71
Psicofarmacologia, 63
Psicologia dos distúrbios mente-corpo, 31-58
Psicossomáticos, ver Distúrbios mente-corpo (psicossomáticos)
Psicoterapia, 170, 173-77, 182
Psicóticos (delirantes), sintomas, 65
Psoríase, 55, 131
Psychosomatic Medicine (Alexander), 60

Quadril, osteoartrite do, 96
Questões acadêmicas, 183-205
Quiropráticos, 16, 17, 115

Radiology, 133
Rage Within, The (Gaylin), 43
Rahe, dr. Richard, 52
Raiva deslocada, 176
Raiva, ver Fúria/raiva
Redução ou supressão psicogênicas de sintomas, 66-67
Refluxo esofágico, 127
Reiser, Morton, 59
Repouso no leito, 103, 104
Resfriados frequentes, 70, 134
Rosenman, dr. Ray, 146
Rosenthal, Elizabeth, 124
Rosomoff, dr. H. L., 90, 92
Rossi, Ernest, 59
Royal Colleges, 139
Ruminação, 127

Saal, Joel, 111
Schnall, dr. Peter, 145

Schrader, dr. Harald, 110
Schwartz, Armin, 96
Schwartz, Jeffrey, 63
Selye, Hans, 143
Shorter, Edward, 66
Siegel, Bernie, 59
Simonton, Carl, 147
Simultaneidade, princípio da, 156-57
Síndrome da articulação
    temporomandibular (ATM), 67, 98
Síndrome da dor miofascial (SDM),
    98-99
Síndrome da fadiga crônica, 138-39
Síndrome da miosite tensional (TMS),
    12, 182
    chegada à compreensão da, 15-27
    diagnosticada como doença de
      Lyme, 124-25
    dor crônica como, 122-24
    dor lombar e nas pernas, *ver* Dor
      lombar e nas pernas
    envolvimento do tendão, 116-20,
      154
    equivalentes de, *ver* Equivalentes
      da TMS pesquisas de
      acompanhamento de pacientes
      tratados para, 24, 180
    fisiopatologia da, 71-73
    fúria reprimida (inconsciente)
      e, *ver* Fúria reprimida
      (inconsciente) método científico
      usado no estudo da, 61, 62
    história de caso (Helen), 39-41,
      45-46, 172
    identificando, 17
    padrões de dor, 83-85
    parte superior das costas, pescoço,
      ombros e braços, *ver* Parte
      superior das costas, pescoço,
      ombros e braços, sintomas da
      sintomas da, *ver* Sintomas físicos
      de distúrbios mente-corpo
Síndrome de Epstein-Barr, 135-36
Síndrome do desfiladeiro torácico,
    111-12
Síndrome do intestino irritável, 18, 55,
    128
Síndrome do piriforme, 95
Síndrome do túnel do carpo, 15, 112,
    113

Síndrome facetária, 89
Síndrome pós-poliomielite, 101
Sintomas físicos de distúrbios mente-
    corpo, 13, 23, 26-27, 59-60, 153-54,
    185-90
    como distração, 45-47
    dor crônica, 56, 66, 122-124
    dor lombar e nas pernas, *ver* Dor
      lombar e nas pernas
    envolvimento de tendões, 116-21,
      154
    equivalentes da TMS, *ver*
      Equivalentes da TMS
    parte superior das costas, pescoço,
      ombros e braços, *ver* Parte
      superior das costas, pescoço,
      ombros e braços, sintomas de
      propósito dos, 41
    recorrência de, 63, 171, 179-80
    remoção artificial de, 63
Sistema imunológico, 70, 76
    distúrbios do, 131-36
    doenças autoimunes, 132, 142-44
Sistema límbico, 66, 74-75
Sistema nervoso autônomo, 20, 72, 129,
    131, 147
Somatização, mito da, 71
Sorotzkin, Ben, 49
Spine, 93, 104
Spontaneous Healing (Cousins), 181
Subconsciente, 41-42
Substituição de localização, 177-79
Superego (pai), 36
Supressão da raiva consciente, 43

Taylor, Graeme, 59, 108, 200-204
Temoshok, Lydia, 147-48
Tendões como alvo da TMSTMS, 116-21,
    154
Terapia comportamental, 71, 174
Thompson, Jeffrey, 101
Tique doloroso, 107
Tontura, 137-38
Transtorno obsessivo-compulsivo
    (TOC), 57, 63
Tratamento de distúrbios mente-corpo,
    47, 153-82
    aceitando a explicação psicológica,
      156, 158

armadilhas, problemas e perguntas, 172-77

como medicina preventiva, 161

conhecimento como essencial no, 20-21, 162, 168, 182

consulta inicial, 153-55, 169

cura pelos livros, 162-67

estratégias para, 158-59

exame físico, 154

fator tempo em, 172-73

o programa para, 169-72

pesquisas de acompanhamento, 24, 180

razões pelas quais a estratégia funciona, 161-62

reconhecendo a base psicológica da dor, 155, 157-58

regime terapêutico, 164-67

repúdio ao diagnóstico estrutural, 155-57

requisitos para "ser curado", 180

substituição de localização, 177-79

sucesso em, 21, 61, 94, 149, 170

Tratamento medicamentoso, 63, 71, 122, 167

para dor lombar e nas pernas, 102-103

para síndromes da parte superior das costas, pescoço, ombro e braço, 115

Trato urinário, infecções do 70, 136

Type A Behavior and Your Heart (Friedman e Rosenman), 146

Úlceras, 21, 22, 23, 60, 68, 124-28

Universidade de Copenhague, 90

Universidade de L'Aquila, 92

Universidade de Roma, 92

University of California, Escola de Medicina, 146

University of Pennsylvania, Escola de Medicina, 131

University of Washington, 93, 104

Urticária, 55, 131-34

Vogue, 150

Walters, dr. Allan, 65

Weil, Andrew, 59, 181

Zumbido, 55, 138

"Zumbido no ouvido", 55, 138

Este livro foi impresso pela PlenaPrint
em fonte Minion Pro sobre papel Pólen Bold 70 g/m²
para a Edipro no inverno de 2024.